ESSAI

SUR LES

AFFECTIONS CALCULEUSES.

ESSAI

SUR

L'HISTOIRE CHIMIQUE

DES CALCULS

ET SUR

LE TRAITEMENT MÉDICAL

DES AFFECTIONS CALCULEUSES;

PAR ALEXANDRE MARCET,

MÉDECIN DE L'HÔPITAL DE GUY, PROFESSEUR DE CHIMIE AUDIT HÔPITAL; PROFESSEUR HONORAIRE DE CHIMIE A GENÈVE; MEMBRE DU COLLÉGE ROYAL DE CHIMIE DE STOCKHOLM; DE L'ACADÉMIE ROYALE DE MÉDECINE DE MADRID; DE LA SOCIÉTÉ DE MÉDECINE DE PARIS; DE LA SOCIÉTÉ DE PHILOSOPHIE NATURELLE ET D'HISTOIRE NATURELLE DE GENÈVE; DE LA SOCIÉTÉ MÉDICALE ET CHIRURGICALE DE LONDRES; DE LA SOCIÉTÉ ROYALE MÉDICALE D'ÉDIMBOURG, ETC.

TRADUIT DE L'ANGLAIS,

SUR LA SECONDE ÉDITION, REVUE ET AUGMENTÉE;

Par J.ᴺ RIFFAULT,

EX-RÉGISSEUR DES POUDRES ET SALPÊTRES, MEMBRE DE LA LÉGION D'HONNEUR.

PARIS,

LEBLANC, IMPRIMEUR-LIBRAIRE,

RUE FURSTEMBERG, N.º 8, ABBAYE SAINT-GERMAIN.

1823.

INTRODUCTION.

L'objet de cet Essai est de décrire et de rendre sensibles, en les représentant au moyen de gravures exécutées avec beaucoup d'exactitude et de soin, les caractères d'après lesquels on peut distinguer les différens Calculs ; d'indiquer les méthodes les plus faciles d'analyse pour en déterminer la nature chimique, et d'exposer les modes de traitement médical qui offrent les espérances les mieux fondées de succès.

Cette attente de succès, cependant, doit être restreinte dans de certaines limites. On ne peut en concevoir que dans des situations ou à des périodes particulières de la maladie. Rarement, si ce n'est même jamais, un plan de traitement, quelque habilement qu'il soit conduit, ne peut produire d'autres effets que des palliatifs, si le Calcul a acquis

une dimension telle qu'il soit devenu convenable d'avoir recours à une opération.
La lithotomie offre, dans ce cas, le seul
espoir de guérison. Mais si le progrès de la
maladie peut être arrêté dès les premières
atteintes, et si la souffrance et le danger
d'une opération formidable peuvent être
évités *; ou, si après l'opération, on peut
réellement prévenir la disposition à une

---

* Il y a lieu de croire, ainsi qu'on le verra dans cet
Ouvrage, que la proportion des morts par l'opération,
n'est pas, terme moyen, de moins de un sur cinq; et
que la proportion des cas d'affections calculeuses, d'après
l'admission dans nos hôpitaux, est de un sur trois ou quatre
cents cas de toutes descriptions.

Le nombre de femmes attaquées d'affections calculeuses,
au point de rendre une opération nécessaire, est, pour
causes évidentes, comparativement très-petit. Il y a,
en effet, tout lieu d'espérer aujourd'hui que les personnes du sexe féminin seront à l'avenir totalement
exemptes de cette opération; car l'urètre chez les femmes
pouvant être dilaté à un degré remarquable par des moyens
mécaniques bien connus, il devient, dans tous les cas,
praticable d'extraire de leur vessie, sans avoir recours à
l'instrument tranchant, tout Calcul de dimension médiocre,
ou même quelquefois des pierres d'un volume très-consi-
rable.

rechute, ce sera avoir assez gagné, sans doute, pour que le sujet soit digne de notre attention la plus sérieuse.

On jugera, dans le cours de cet Ouvrage, jusqu'à quel point nous pouvons espérer de remplir ce double objet. J'ai bien fait attention à la difficulté qui se présente lors qu'on essaye d'appliquer le raisonnement chimique aux changemens qui ont lieu dans les organes vivans, et je n'ai pas cherché à la dissimuler quand elle a paru insurmontable. On a traité aussi, à l'occasion, quelques sujets ne se rapportant pas nécessairement à celui des Calculs urinaires, mais qui s'y lient cependant beaucoup trop intimement pour qu'il n'en soit pas parlé. J'ai pensé, par exemple, qu'il convenait, avant de décrire les différentes espèces de Calculs urinaires, d'indiquer les situations où ils se trouvent, les changemens organiques qu'ils produisent, et les symptômes auxquels ces

a*

changemens donnent lieu. On a aussi introduit, par vue d'éclaircissement et de comparaison, un chapitre sur diverses espèces de Calculs qui n'appartiennent point aux voies urinaires.

Ce fut dans le cours de mes leçons de chimie à l'hôpital de Guy, qu'ayant eu l'occasion de parler des Calculs urinaires, je m'aperçus combien l'histoire chimique de ces corps était tout-à-fait nouvelle pour le grand nombre des Étudians, et combien ils paraissaient désirer de profiter de l'instruction, quelqu'imparfaite qu'elle fût, que leur offrait ce que j'avais exposé sur ce sujet dans le petit nombre de leçons que j'y avais consacré. L'utilité pratique de l'objet de recherche sur les Calculs, la grande facilité avec laquelle ils peuvent être aujourd'hui analysés et distingués les uns des autres, par ceux-là même qui n'ont pas l'habitude des manipulations chimiques ; la simplicité remarquable que la chimie moderne a introduite dans l'histoire de ces corps, comparativement à l'obscurité singulière et au peu d'instruction qui existaient à cet égard il y a vingt ou trente ans, toutes ces considérations sont des circonstances qui ne peuvent guère manquer d'intéresser ceux qui peuvent s'occuper d'expériences sur ce sujet, et ces circonstances feront, je l'espère, accueillir avec indulgence cet Essai *.

Ce Traité ne sera probablement pas

---

* On aura peine à croire, qu'à une époque aussi rapprochée de nous que celle de 1792, M. LANE, membre de la Société royale, publia, dans une lettre de lui au docteur PITCAIRN, l'exposé de quelques expériences sur la pierre, dans lesquelles la méthode d'analyse consistait à soumettre à l'action de la chaleur, dans un fourneau, des poids connus de différens Calculs, et à s'assurer de la perte qu'ils avaient éprouvée sur ces poids dans l'opération; et, à cet effet, M. LANE remettait ses échantillons à un essayeur de la monnaie, qui les plaçait dans une moufle, etc. Cependant, les résultats qu'on obtenait ainsi firent connaître quelques faits utiles, quoique n'étant pas, à beaucoup près, aussi distincts ou aussi instructifs que ceux qu'il est aujourd'hui possible de se procurer en deux minutes, au moyen d'une bougie et d'un chalumeau.

considéré, même par ceux qui désirent main-
tenir dans la plus stricte rigueur la ligne de
démarcation entre les différentes professions,
comme un empiétement sur le domaine de la
chirurgie. Telle est, en effet, l'inévitable et
continuelle dépendance entr'elles des professions de médecine et de chirurgie, qu'une
semblable manière de voir serait, dans mon
opinion, une espèce d'insulte au jugement
ou à la loyauté des Médecins mes confrères.
Il est plus, sans doute, de la dignité et des
Médecins et des Chirurgiens d'éviter, dans
la pratique actuelle, toute discussion d'at-
tribution particulière de professions, que la
coutume du pays, et le rapport de ces professions entr'elles, ont fait disparaître ; mais
dans la recherche d'un sujet scientifique,
tous scrupules de ce genre devraient être
jugés défavorablement, et taxés presque de
ridicules. Loin donc de trouver mauvais
que des Chirurgiens essayent de réunir
l'investigation scientifique de la médecine

à la pratique de la chirurgie, j'applaudis
avec plaisir à leurs efforts dans cette vue,
comme y trouvant le plus sûr garant du
perfectionnement de leur art. Quelqu'a-
vantage qui puisse résulter, dans la pratique, du partage et de la circonscription
des travaux des deux professions, il ne peut
être que de la plus grande utilité pour la
science d'en combiner les études. Un Médecin, s'il a des connaissances en chirurgie,
dirigera, avec plus d'assurance et de succès,
les effets de la médecine ; tandis qu'un Chirurgien retirera un avantage incalculable
dans le traitement de maladies locales de ce
qu'il peut avoir appris de principes patho-
logiques. Et, en étudiant les phénomènes
et le traitement des maladies, le Chirurgien
reconnaîtra bientôt l'illusion et le danger de
cette notion vulgaire, que la connaissance
de la structure du corps suffit pour nous
mettre en état de prévenir les maladies auxquelles il est sujet.

Je suis redevable à un grand nombre de Médecins de mes amis, et à plusieurs Chirurgiens en particulier, de partie des documens contenus dans cet Essai, ainsi qu'on le verra en le lisant; mais c'est à mon ami et collègue M. ASTLEY COOPER, qui a constamment laissé à ma libre disposition ses préparations anatomiques, et qui m'a fait profiter de toutes les instructions que sa longue expérience et sa profonde érudition le mettaient en état de me fournir, que je me plais à témoigner le plus particulièrement ma gratitude.

TABLE DES MATIÈRES

CONTENUES DANS CET OUVRAGE.

CHAPITRE PREMIER.

CHAPITRE II.

CHAPITRE III.

Des différentes espèces de Calculs urinaires ;
de leurs caractères extérieurs ; de leur
nature chimique et de leur classification. . 46

CHAPITRE IV.

CHAPITRE V.

CHAPITRE VI.

CHAPITRE VII.

CHAPITRE VIII.

ESSAI

SUR

L'HISTOIRE CHIMIQUE

DES CALCULS

ET SUR

LE TRAITEMENT MÉDICAL

DES AFFECTIONS CALCULEUSES.

CHAPITRE PREMIER.

Des différens lieux où se trouvent des Calculs dans les Voies urinaires ; des symptômes qui en sont la conséquence et qui leur sont propres.

*I*L *peut se former des Calculs dans toutes les Voies urinaires.* — La formation de concrétions dans les voies urinaires étant occasionnée par la séparation et la consolidation de certains ingrédiens contenus dans l'urine, et étant indépendante de toute action spécifique des organes urinaires eux - mêmes, les Calculs peuvent se former dans toute cavité quelconque de celles où l'urine a de l'accès. Ainsi, on les rencontre dans les reins, les urétères, la vessie, et dans l'urètre ; et ils sont plus disposés à paraître dans l'une ou l'autre de ces situations, selon que la voie particulière peut offrir, soit par sa forme naturelle ou par des causes morbifiques, les circonstances les plus favorables au dépôt calculeux.

Dans les Reins. — Les reins sont, d'après leur structure particulière, les organes dans lesquels la formation des Calculs commence le plus fréquemment. L'urine, après avoir été sécrétée des artères émulgentes, est reçue dans les entonnoirs, à travers lesquels elle passe lentement dans le bassinet, ou cavité plus grande des reins, et de là dans les urétères; elle éprouve ainsi une sorte de filtration double, qui favorise singulièrement le dépôt de toute matière calculeuse non dissoute. Il se trouve donc assez fréquemment des concrétions, et dans les entonnoirs, et dans le bassinet des reins. Quelquefois aussi (comme on peut le voir dans la planche I, exécutée d'après une préparation, dans le Musée de l'hôpital de Guy, à Londres), le bassinet est de beaucoup agrandi et distendu par un certain nombre de Calculs très-rapprochés entre eux. Ces Calculs n'ayant pu, à raison de quelque affection morbifique accidentelle de l'organe, ou de leur accroissement rapide, être expulsés avec l'urine dès l'origine de leur formation, sous la forme de gravier, sont restés constamment emprisonnés dans le bassinet, où ayant augmenté par degrés en volume, ils ont produit l'altération remarquable de structure, dont la préparation, planche I, offre un exemple. Le même rein malade fait voir comment des Calculs peuvent aussi se former dans les entonnoirs, le volume de ces cavités étant peu-à-peu dilaté, à mesure de l'accroissement des pierres, jusqu'à ce qu'elles aient atteint des dimensions considérables ; et la substance du rein étant proportionnellement absorbée, pendant que ces effets ont lieu.

Quelquefois aussi (comme le représente la planche II)*, la concrétion rénale paraît sous la forme d'une seule masse, qui a été évidemment

---

* La préparation d'après laquelle ce dessin a été pris, appartient à la collection de M. Abernethy, à l'hôpital Saint-Barthélemy.

1 *

moulée par les parois du bassinet, de manière à former une empreinte complète de cette cavité et de ses ramifications immédiates, augmentant par degrés en volume, et altérant le tissu du rein de telle manière, qu'enfin, il ne reste plus qu'une espèce de kyste, rempli par le corps solide qui a occasionné ces effets.

Lorsqu'une altération aussi complète de structure a lieu, la sécrétion d'urine doit, en conséquence, se faire entièrement par l'autre rein. Cet effet, cependant, est, dans quelques cas, accompagné de si peu d'inconvénient, qu'on ne s'en aperçoit presque pas; et il arrive même quelquefois, que l'un et l'autre reins sont malades au degré le plus remarquable, et néanmoins la vie est conservée pendant un temps considérable. On peut voir, dans le Musée de l'hôpital de Guy, un exemple frappant de ce cas. De deux reins, pris sur le même sujet, l'un est dilaté de trois fois au-moins son volume primitif, quoique sans aucunes pierres qui y soient contenues, tandis que l'autre est réduit à moins du tiers de ses dimensions naturelles. On trouva, dans la vessie du même individu, une grosse pierre, d'apparence d'acide lithique (urique), recouverte en partie d'une couche épaisse des phosphates mêlés; d'après le volume de la pierre, et l'épaississement très-considérable des membranes de sa vessie, on peut juger que le sujet avait dû vivre pendant un temps très-long, avec cette complication extraordinaire de maladie.

Dans les Urétères. — On rencontre aussi des Calculs dans les urétères, particulièrement dans leur partie supérieure ; là, les urétères se dilatent en une espèce de poche ou entonnoir, formant la cavité du bassinet ; et ces Calculs sont retenus dans cette situation par la petitesse du diamètre du tube membraneux, comparativement à celui de son commencement. Ce fait est si clairement présenté avec le dessin du rein, planche I, qu'il n'est pas nécessaire d'en donner une plus ample explication. Dans cet exemple, les tuniques des urétères étaient, comme cela arrive généralement dans ces circonstances, très-considérablement épaissies. D'après la structure des urétères, et en considérant les fonctions qu'ils sont destinés à remplir, il n'est pas probable que des Calculs y puissent prendre naissance, dans leur état de santé ; cependant, si par un changement morbifique de structure, ils devaient présenter un obstacle quelconque au passage de l'urine, il n'est pas douteux qu'alors il peut se former des concrétions dans le conduit lui-même; et, en effet, j'ai vu un exemple

d'incrustation calculeuse recouvrant la membrane
interne des urétères.

Dans la Vessie. — La vessie est le siége le
plus fréquent des Calculs, ainsi qu'on pouvait
naturellement s'y attendre, non-seulement par
la circonstance que toutes les concrétions urinaires, ou leurs noyaux, formés dans les reins
ou les urétères, tendent à tomber dans cet organe ; mais aussi, parce qu'une pierre peut prendre, et prend probablement souvent naissance
dans la vessie elle-même.

Les planches III et IV* offrent deux exemples
différens de Calculs cystiques ou vésicaux. Dans
le premier, la cavité de la vessie est à-peu-près
remplie par un gros Calcul, autour duquel les
membranes de la vessie ont acquis une très-grande
épaisseur, ainsi que cela arrive ordinairement
dans ces circonstances ; et dans l'autre exemple,
on voit plusieurs Calculs enveloppés, et fixés dans
des kistes distincts ou replis, formés dans la substance de la vessie, entre les paquets de fibres
de la membrane musculaire de cet organe, et

---

* Ces deux gravures ont été exécutées d'après des préparations
faites par M. ASTLEY COOPER, et actuellement déposées dans le
Musée de l'hôpital Saint-Thomas.

se pressant contre d'autres logés dans des replis
contigus, de manière à se donner, par collision
entre eux, ces faces régulières, et angles, qu'on
observe souvent dans des concrétions semblables.

Sir ÉVERARD HOME fit remarquer *, il y a
plusieurs années, cette disposition singulière
de Calculs, dans la vue d'expliquer les effets
supposés de dissolvans dans le traitement de la
pierre; et il fit voir, dans le même Mémoire, que
l'effet d'un changement morbifique particulier
dans la glande prostate, peut aussi quelquefois
empêcher les symptômes diagnostiques de se
manifester.

J'eus dernièrement connaissance d'un cas remarquable, dans lequel une cause particulière
de situation empêcha quelques-uns des effets les
plus fréquens de la pierre dans la vessie de se
produire. Ce cas se présenta à l'observation immédiate de sir GILBERT BLANE, qui eut la complaisance de m'en faire part. Un vieillard, âgé
d'environ soixante-douze ans, ayant contracté
l'habitude d'une vie très-sédentaire, qu'il passait
dans une indolence extraordinaire, était tourmenté, depuis huit ou dix ans, par des symp-

---

* Transactions philosophiques, 1808, p. 245 et 246.

tômes d'irritation dans les voies urinaires, avec
évacuation par intervalles, de gravier et de mucus, colorée quelquefois par un filet de sang. Mais
jamais il n'avait éprouvé les symptômes diagnostiques ordinaires de la pierre, tels que ceux de
l'écoulement de l'urine subitement arrêté, de la
douleur dans le gland du pénis, etc. ; et jamais
il n'avait voulu consentir à être sondé. Ce vieillard, après avoir, pendant long-temps, langui dans
un état de souffrance qui empirait de plus en plus,
mourut dans une attaque convulsive. A l'ouverture du corps, on trouva la pierre engagée dans
une poche, et tellement fixée dans sa place,
qu'elle n'avait pas dû interrompre le passage de
l'urine, ni causer ces irritations et douleurs sym-
pathiques qu'un corps mobile aurait excité. Ayant
eu l'occasion d'examiner moi-même cette énorme
pierre, je trouvai qu'elle pesait 3083 grains (environ 200 grammes). Sa forme était très-irrégu-
lière ; et ayant essayé de la scier en travers, dans
la vue d'en reconnaître la structure et la nature
chimique, elle se divisa d'elle-même en deux
masses distinctes d'acide lithique (urique), qui
avaient été réunies et cimentées ensemble par
une couche intermédiaire de phosphate triple
cristallin (phosphate ammoniaco-magnésien).
L'une de ces masses d'acide urique était terminée
par une protubérance blanche mamelonnée,

consistant dans du phosphate triple pur, en cristaux distincts, d'une grosseur qui n'est pas ordinaire; et il fut observé par sir GILBERT, à l'ouverture du corps, que la situation de la pierre dans la vessie était telle, que l'extrémité, en saillie ou en mamelons, avait été particulièrement exposée au courant de l'urine.

Dans l'Urètre. — On trouve assez fréquemment aussi de petits Calculs d'une forme oblongue ou sphéroïdale dans l'urètre, dont la membrane est disposée, par l'effet de l'inflammation excitée, à se contracter autour de la pierre, de manière à rendre quelquefois une opération nécessaire pour l'en retirer. La planche V présente un exemple de cette espèce; et c'est le cas le plus instructif, en ce que la pierre ayant d'abord été considérée, par méprise, comme un étranglement, on essaya de la détruire par le caustique. Je dois à l'obligeance de M. ABERNETHY, d'avoir obtenu une esquisse de cette préparation, qui fait partie de sa collection, à l'hôpital Saint-Barthélemy.

Dans la Glande prostate. — Il peut se former aussi des concrétions d'une espèce particulière dans la glande prostate. Ces concrétions sont ordinairement en grand nombre, et petites,

leur grosseur excédant rarement celle d'un pois ;
et la prostate dilatée forme quelquefois , sur
chaque côté de l'urètre , une espèce de kiste ,
dans lequel on trouve les Calculs rassemblés.
Ce cas est présenté clairement dans la pl. IX ,
fig. 1. On y voit la prostate malade, mise à
découvert, avec l'urètre passant entre ses lobes ,
et dans le lobe latéral droit , un kiste contenant un certain nombre de petits Calculs d'un
brun rougeâtre. On a aussi rendu sensibles ,
dans la figure , l'épaississement et la maladie , à
d'autres égards , de la vessie. Cette préparation
provient du corps d'un homme mort il y a quelques années , auquel je donnais mes soins à l'hôpital de Guy, et dont le cas remarquable sera
plus d'une fois relaté dans cet ouvrage. Ce malheureux individu, outre cet amas de Calculs dans
la prostate , offrait un exemple de la plus cruelle
affection calculeuse des voies urinaires qu'il soit
possible de rencontrer ; coïncidence qui n'est pas
extraordinaire , quoiqu'il se trouve accidentellement des Calculs de la prostate, lorsqu'il n'existe
aucune maladie dans d'autres parties des organes urinaires.

La maladie de la prostate dont on vient de
parler, n'est cependant pas celle qui se présente
le plus fréquemment sous cette forme ; les Cal-

culs sont plus ordinairement engagés dans la substance épaissie de la prostate, comme on peut le remarquer, planche IX, fig. 2, dans laquelle on voit une portion d'une prostate malade avec un grand nombre de Calculs qui y sont attachés, dont chacun est renfermé dans une cellule d'une substance membraneuse, de manière que les Calculs ne sont point en contact entre eux. Je suis également redevable à M. ABERNETHY, de ce qu'il a bien voulu me laisser prendre cette esquisse de l'une de ses préparations, à l'hôpital Saint-Barthélemy *.

Symptômes de la Pierre. — Je vais actuellement présenter un court exposé des symptômes que la présence des Calculs occasionne.

Dans les Reins. — Lorsqu'un Calcul est logé dans le rein, et que, par un accroissement progressif de la pierre, il s'établit une supuration, que l'organe dépérit par degrés, la maladie est généralement accompagnée de douleur, qui se fait longuement sentir dans la région du

---

* Cette préparation est la même que celle que le docteur Wollaston s'était procurée avec des Calculs qu'il analysa 20 ans auparavant, lorsqu'il recherchait la nature de ces espèces de concrétions.

rein , et d'une évacuation d'urine purulente , assez fréquemment avec hémorragie abondante. Cependant , il se présente des cas de cette espèce , dans lesquels ces symptômes sont à peine sensibles. Il paraîtra , par exemple, difficile à croire , que le malade , d'où provenait le rein figuré planche I, mourut d'une hydropisie de poitrine à l'hôpital de Guy , sans qu'il se soit manifesté aucun symptôme qui pût me porter à supposer l'existence d'une maladie quelconque dans les organes urinaires.

C'est probablement pendant le passage d'un Calcul , des reins dans la vessie , plutôt que pendant sa formation , qu'on éprouve la plus grande douleur. Dans le dernier cas , c'est plutôt une douleur sourde qui se fait sentir dans la région lombaire ; tandis que, pendant qu'un Calcul descend dans la vessie , la douleur est quelquefois des plus aiguës , et de nature à pouvoir causer des élancemens dans la direction des urétères. Dans l'un et l'autre cas de maladie , il arrive souvent qu'elle produit la rétraction du testicule , et qu'on éprouve un sentiment d'engourdissement dans la cuisse, du côté affecté. La couleur de l'urine est, en général, d'un rouge foncé ; on l'évacue fréquemment, et en petite quantité à-la-fois , et elle dépose souvent un sédiment de couleur de brique. Dans un grand nombre de cas, ainsi que je viens de le faire observer, le passage de la pierre à travers l'urétère, ou à travers l'urètre, occasionne la douleur la plus vive, avec hémorragie abondante; dans d'autres circonstances, cependant, un Calcul est évacué sans faire éprouver la moindre douleur, et même sans que le malade s'aperçoive de son passage. Une mucosité épaisse visqueuse est ordinairement évacuée avec l'urine, ou quelquefois, quoique l'urine passe claire d'abord, elle dépose bientôt après être sortie, une certaine quantité de la substance glaireuse ou puriforme, souvent teinte de sang, et qui reste adhérente au vase, lorsque l'urine en a été retirée; et les particules rouges, disséminées à travers l'urine, lorsqu'elle fut d'abord évacuée, s'attachant par degrés à la muscosité, le liquide surnageant reste à-peu-près incolore.

Ces phénomènes sont ceux généralement produits par des Calculs dans les reins, ou par leur passage dans la vessie; cependant, leur manifestation, soit successivement ou simultanément, ne peut pas être considérée comme une démonstration absolue de l'existence de cette maladie, à moins que des Calculs n'aient été réellement évacués, puisqu'il est bien reconnu, que des symptômes à-peu-près semblables sont occasionnés aussi quelquefois par simple inflammation des reins, sans qu'il y ait présence d'aucune concrétion.

Dans la Vessie. — Les symptômes qui indiquent l'existence d'une pierre dans la vessie, sont en général suffisamment distincts. On éprouve, à l'extrémité du pénis, une sensation de malaise, qui souvent devient une douleur réelle. Mais cela n'est sensible (au-moins pendant la première période de la maladie), qu'en faisant quelque effort violent, ou par un changement subit de posture, ou immédiatement après avoir expulsé les dernières gouttes d'urine. La douleur, cependant, devient par degrés plus constante et plus vive. L'envie d'uriner se fait de plus en plus fréquemment sentir, et l'urine ne peut à la fin passer qu'en petites quantités à-la-fois, ou même goutte à goutte. Il arrive souvent que l'urine, lorsqu'elle coule à plein filet, et sans donner lieu à aucune douleur, s'arrête subitement, lors même qu'il en reste une quantité considérable dans la vessie, et lorsque, par conséquent, le besoin d'uriner est encore pressant. Mais on remarque fréquemment aussi, qu'on n'éprouve la douleur et la difficulté, que quand il ne reste plus que quelques gouttes d'urine dans la vessie, lorsque cet organe n'étant plus défendu par le fluide interposé, la

pression de la pierre se fait plus vivement sentir.
Cette douleur, et l'interruption subite de l'écoulement de l'urine, sont considérées, par sir James
Earle, comme des diagnostiques presque certains
de la maladie. Ils sont ordinairement occasionnés par le poids de la pierre qui presse contre le
col de la vessie : la pression, faite naturellement
par le malade, a donc rarement aucun but utile.
Rien, dans le fait, ne peut éloigner l'obstacle
qu'un changement dans la situation de la pierre;
et cet effet est plus facilement produit par le malade, lorsqu'il se met dans une posture propre à
empêcher la pierre de peser sur le col de la
vessie, que par toute pression exercée par lui,
dans la vue d'expulser ce qu'elle contient. On
rapporte, en effet, quelques exemples de cas où
la pierre, ayant acquis un énorme volume, les
malades étaient, à la lettre, obligés, pour évacuer leur urine, de se tenir sur la tête, presque
dans une position verticale*. Lorsque, cependant, des Calculs sont engagés dans les replis de
la vessie (comme nous l'avons déjà fait observer,
en citant la planche IV), ils ne produisent comparativement que peu d'incommodité, et ils
peuvent même rester, pendant quelque temps,

---

* Voir le cas particulier cité par sir James Earle, dans les
Transactions philosophiques, pour 1809.

inconnus au malade lui-même. Je ne dois pas omettre de faire mention, dans cette description des symptômes, que la disposition à la formation de Calculs, dans quelque partie que ce soit des voies urinaires, est en général indiquée par une digestion troublée, spécialement avec aigreur et flatuosité, et quelquefois par une irritation, incommode jusqu'à un certain point, dans l'estomac.

Quelque grands que doivent être les maux que je viens de décrire, il est remarquable jusqu'à quel point la constitution de l'homme les supporte, souvent impunément, pendant un temps considérable. Cependant, l'irritation constante, ainsi maintenue dans les voies urinaires, produit, à la fin, un épaississement de leurs enveloppes, et altère leur structure ; et cette irritation se communiquant aux parties voisines, il en résulte souvent un tenesme, qui n'ajoute pas peu à la souffrance du malade, spécialement tous ces symptômes pouvant être singulièrement exaltés par l'exercice ; tel, en particulier, que celui d'aller à cheval, ou en voiture peu douce. Par une longue continuation de l'irritation, de la douleur, et du sommeil troublé, la santé du malade devient alors essentiellement altérée ; et à moins que la pierre ne soit bientôt extraite par opération, la maladie de la vessie s'étend de plus en plus, la faiblesse et l'irritabilité de l'estomac augmentent au plus haut degré; et à la fin, la mort vient terminer cette longue scène de souffrance.

Après la mort, on trouve généralement la vessie plus ou moins altérée dans sa structure. Quelquefois elle n'est qu'épaissie, et réduite de beaucoup dans sa capacité, comme on le voit clairement dans la préparation représentée planche III; mais souvent aussi c'est sa membrane muqueuse qui est la plus malade. La planche IX, à laquelle j'avais déjà eu l'occasion de renvoyer, offre un exemple frappant d'un cas de cette espèce; et un autre exemple singulier de structure malade est représenté dans la planche IV, à laquelle aussi j'ai ci-devant fait allusion, lorsque j'ai décrit une forme particulière d'affections calculeuses.

Dans l'Urètre. — La présence d'une pierre dans l'urètre, quoique ses effets puissent être dans quelques cas considérés, d'abord par méprise, comme ceux d'un resserrement ou étranglement, est bientôt indiquée, et d'une manière non équivoque, par une suppression partielle, ou quelquefois totale, d'urine, par une douleur vive dans l'endroit où le Calcul est logé, et par l'inflammation et la tuméfaction qui s'ensuivent de la partie. On trouvera, dans la planche V, un exemple distinct de cette forme de la maladie.

Dans la Glande prostate. — Lorsqu'une pierre est logée dans la glande prostate, et qu'elle est parvenue à un certain volume, on éprouve ordinairement quelque difficulté d'uriner, et une sensation de malaise aux environs du col de la vessie. Mais l'expérience a fait reconnaître qu'il peut exister des concrétions dans la glande prostate, sans qu'elles donnent lieu à aucune incommodité grave, et quelquefois même, sans qu'on en soupçonne la présence. On n'a donc point encore de diagnostique décisif de la présence de pierres dans la glande prostate. Quelques praticiens considèrent la circonstance de ce que le malaise éprouvé est beaucoup augmenté lorsqu'on voyage en voiture ou à cheval, comme le symptôme le plus caractéristique d'une maladie de la prostate; mais des symptômes semblables sont occasionnés souvent par une pierre dans la vessie : ils ne peuvent donc, seuls, donner lieu à aucune conclusion positive; cependant j'ai entendu parler d'un cas, observé par M. Astley Cooper, dans lequel ce point de pathologie fut clairement décidé par un examen manuel. Un jeune homme, d'environ vingt-un ans, devint sujet à une suppression d'urine, pour laquelle il consulta M. Cooper. En faisant passer une sonde, on éprouva une sensation de résistance et de frottement au col de la vessie; et le doigt étant introduit dans le rectum, on pouvait sentir remuer quelques Calculs dans un kiste en-dedans de la prostate, et il était possible d'entendre un choc distinct, comme si leurs surfaces étaient pressées ensemble. On proposa qu'une petite incision fût faite, à travers le rectum, dans la prostate, dans la vue d'extraire les Calculs; mais la personne ne voulut pas consentir à l'opération*.

Symptômes dans les Femmes. — Dans les femmes, les symptômes produits par des Calculs dans les voies urinaires, sont à-peu-près les mêmes. Mais à raison de la différence de structure des parties, et particulièrement du cours beaucoup moins étendu de l'urètre, toute petite concrétion quelconque, soit tombée du rein dans

---

* Ce jeune homme étant mort peu d'années après, on trouva que la prostate contenait un certain nombre de Calculs, et il en existait aussi dans ses reins, ainsi que j'aurai par la suite occasion de relater le fait. On fit, avec les parties malades, les préparations qui se trouvent dans la collection de Georges Vaux, chirurgien à Londres, qui a bien voulu me les faire voir.

la vessie, soit formée dans la vessie elle-même, est beaucoup plus facilement évacuée ; d'où il suit, que la formation de grosses pierres dans la vessie, et la nécessité d'une opération, sont beaucoup moins fréquentes dans le sexe féminin que chez les hommes. Et, en effet, d'après la facilité avec laquelle des Calculs de dimensions considérables ont été extraits d'urètres de femmes, par simple dilatation du passage, on peut raisonnablement espérer que l'opération lithotomique se réduira désormais, dans tous les cas, pour les femmes, à ce mode d'extraction, qui cause très-peu de douleur, et est parfaitement exempt de tout danger *.

---

* Cette méthode de traitement fut proposée, et effectivement mise en pratique, par le docteur WALLIS et le docteur MOLINEUX, dès l'an 1685 et en 1692 (*Transact. philosophiques*, vol. XV et XVIII); mais elle semble avoir été depuis perdue de vue ; et elle fut, dans ces dernières années, remise en vigueur, d'après le grand succès qu'en obtinrent MM. THOMAS et ASTLEY COOPER, ainsi qu'on pourra le voir en consultant les *medico-chir. Trans.*, vol. I, et la 2.ᵉ partie du vol. VIII. Dans le même ouvrage périodique, vol. VI, on trouve un Mémoire du docteur YELLOLY, contenant un cas frappant de cette espèce, et présentant un exposé détaillé de tout ce qui avait été fait auparavant sur ce sujet.

Je ne saurais me dispenser, pendant que je traite de cet objet d'extraction mécanique, de faire mention d'un cas très-singulier qui se présenta dans l'Inde, il y a quelques années, et qui a été dernièrement inséré dans le Journal de l'Institution royale, par le docteur SCOTT, de Bombay, actuellement à Londres.

Le colonel MARTIN, résidant alors à Lucknow, était tourmenté

L'exposé que je viens de présenter des symptômes occasionnés par les Calculs urinaires, quoique n'appartenant pas nécessairement à mon sujet, ne paraîtra pas, je pense, déplacé dans cet essai. Mais il peut être convenable d'observer que le traitement de ces maladies dans les hôpitaux, aussi bien que dans la pratique privée, étant ordinairement du ressort de la chirurgie, je n'avais eu par moi-même que peu d'occasions de suivre les phénomènes journaliers de la maladie; de manière, qu'en donnant les détails de ses symptômes et de ses progrès, j'ai, dans la plupart des points, marché sur les traces

---

par un Calcul de la vessie; et comme il était adroit mécanicien, il s'imagina d'y introduire, par l'urètre, à travers une canule, une scie très-fine, délicatement travaillée avec de l'acier. A l'aide de cet instrument, il réussissait chaque jour à diviser et pulvériser quelque portion du Calcul, qui était évacuée, sous forme de poudre, avec l'urine, jusqu'à ce qu'enfin, il fut assez heureux pour avoir ainsi retiré la pierre en totalité. Il est impossible d'avoir connaissance de ce fait bien authentique, sans éprouver le plus vif désir qu'une méthode de traitement aussi innocente, quelque difficile qu'en puisse paraître le succès, soit convenablement étudiée, et avec le plus grand zèle.

Cette seconde édition était préparée pour l'impression, lorsque le docteur MONRO, professeur d'anatomie à Édimbourg, qui a dans sa possession l'instrument original dont s'était servi le colonel MARTIN, eut la complaisance de m'en procurer une imitation exacte; et le sujet m'a semblé assez intéressant, pour présenter une esquisse de cet instrument, qu'on trouvera dans la planche V, fig. 2.

des autres , de ceux qui ont acquis beaucoup
plus d'expérience que moi dans cette classe de
maladies.

CHAPITRE II.

De la Proportion des Calculs urinaires dans divers hôpitaux, et de la Fréquence comparative de la maladie dans différentes contrées.

*O*BJET *de la Recherche.* — Un des objets qui parut le plus digne d'investigation, lorsque je commençai à porter mon attention sur le sujet des Calculs urinaires, était celui de s'assurer si les affections calculeuses sont également communes dans diverses contrées et aux différentes époques de la vie ; ou si des variétés de climat ou de situation, ou des particularités dans nos habitudes et nos occupations , influent sur la fréquence de ces maladies. Il est évident que des observations exactes et multipliées, dirigées dans ce but, ne pouvaient manquer de répandre quelque lumière sur la nature de cette maladie problématique , et peut-être de nous mettre désormais en état d'avoir des idées plus justes, relativement à sa pathologie et à son traitement. Cependant, j'ai éprouvé, dans cet objet de mes recherches, des contre-temps auxquels je ne devais pas m'attendre. Il n'est pas très-surprenant que j'aie difficilement obtenu des renseignemens précis ailleurs qu'en Angleterre; mais ce que, sans doute, on aura beaucoup de peine à croire, c'est que, dans les hôpitaux les plus considérables de Londres, tels que ceux de Saint-Barthélemy, de Saint-Thomas, de Guy, et dans l'hôpital de Londres, il n'avait été conservé aucun registre régulier, ni, au-moins, aucune note ostensible des cas de lithotomie qui s'y présentent; de sorte que, malgré la bonne volonté et l'obligeance des officiers de santé, c'est presque seulement d'après des circonstances indirectes, et spécialement d'après ce dont quelques employés subalternes ont gardé la mémoire, que j'ai pu me procurer la connaissance d'un petit nombre de résultats.

Hôpital de Norwich. — C'est avec un grand plaisir, cependant, que je peux citer ici une exception remarquable à cette négligence aussi extraordinaire dans des hôpitaux publics. L'hôpital de Norwich et Norfolk est à cet égard, et sous plusieurs autres rapports, un modèle de régularité et de bonne administration. Tous

les Calculs qui ont été extraits dans cet hôpital pendant les quarante-quatre dernières années, au nombre de cinq cent six, y ont été
soigneusement conservés, avec les circonstances
relatives à chaque pierre, et l'enregistrement
distinct de l'événement de l'opération. Dès que
j'annonçai les motifs qui me faisaient désirer de
connaître cette précieuse collection, on m'en
facilita tous les moyens; et à cette occasion, il
m'est impossible de ne pas exprimer ici, à tous
les officiers de santé de cette institution, mes
sentimens de reconnaissance, des attentions hon-
nêtes, qu'avec une franchise parfaite, ils eurent
pour moi, lorsque je me présentai à Norwich
pour observer ces intéressans documens. Il me
fut permis, sans aucune restriction, non-seulement d'examiner les Calculs, ainsi que les registres qui s'y rapportaient, mais encore on m'a
envoyé depuis, sur ma demande, un extrait de
ces registres. Le docteur RIGBY, un des médecins
de l'hôpital, eut la complaisance de m'expliquer,
de la manière la plus complète et la plus satisfaisante, toutes les particularités dont il s'agit.
C'est ainsi que je me suis trouvé en état de tirer
des résultats d'après une plus grande échelle
qu'il en fût peut-être jamais fourni par une seule
collection, et d'offrir un point de comparaison
auquel d'autres observations du même genre

peuvent à l'avenir être rapportées*. J'ai formé de ces résultats, dont les détails auraient pu paraître superflus, le tableau suivant :

RELEVÉS des CAS de LITHOTOMIE, dans l'hôpital de NORWICH, de 1772 à 1816, formant une période de 44 années.

	NOMBRE DES OPÉRATIONS.			MORTS.		
	ENFANS au-dessous de 14 ans.	ADULTES	TOTAL.	ENFANS.	ADULTES.	TOTAL.
SEXE masculin.	227	251	478	12	56	68
SEXE féminin..	8	20	28	1	1	2
	235	271*	506	13	57	70

* Sur ces 271 malades, 150 étaient âgés de 14 à 50 ans, et 121, de plus de 50 ans.

* Je ne dois pas me dispenser de faire observer combien il serait à désirer que les chirurgiens ne renfermassent jamais, dans des bouteilles scellées, les Calculs qu'ils veulent conserver dans leurs collections, sans en avoir préalablement reconnu la nature chimique. En effet, pour rendre ces préparations instructives ou utiles, chaque Calcul devrait être scié, par son centre, en deux portions, afin d'en exposer à la vue les couches internes, et de fournir l'occasion d'examiner leur composition chimique, tout petit frag-

Il paraît, par cette table, que le nombre moyen annuel des cas de lithotomie dans l'hôpital de Norwich, pendant les quarante-quatre dernières années, a été de 11 ½, ou de vingt-trois par deux années, et que le nombre total des cas funestes, dans les 506 opérations, est de 70, ce qui correspond à la proportion de 7 ¼, ou de 4 sur 29. Il paraît aussi que la proportion des individus du sexe féminin qui ont été opérés, est à celle des individus du sexe masculin, comme 58 à 1000, ou environ comme 1 est à 17; et que la mortalité, dans le nombre des enfans opérés, n'est que dans la proportion d'environ 1 sur 18; tandis que dans les adultes, cette proportion est de 4 sur 19, c'est-à-dire, à-peu-près quadruple.

Quant à la fréquence comparative de la ma-

---

ment détaché de l'une de ces portions, la sciure même du Calcul, suffira, dans presque tous les cas, pour l'examen chimique; et tandis que la portion restante offrira une préparation beaucoup plus instructive que le Calcul dans son entier, la portion séparée fournira encore un double utile. On peut ajouter aussi, qu'il est bien à désirer, pour l'avantage public, et pour les progrès de la science, que de petites collections particulières soient, autant que possible, réunies à de plus grandes, spécialement à celles qui appartiennent à des institutions publiques; car il faut convenir, que ce n'est qu'en voyant l'objet sur une grande échelle, qu'on en déduira toutes conséquences raisonnables, en ce qui concerne la pathologie et le traitement de la maladie calculeuse, encore si obscure.

ladie, à différentes époques, dans le même hôpital, les variations qui ont eu lieu à cet égard
ne fournissent aucun résultat positif, quoiqu'au
premier aperçu elles sembleraient indiquer une
tendance à l'accroissement de la maladie pendant
la dernière période, ainsi qu'on pourra en juger
par l'état suivant.

Le nombre des cas de lithotomie, dans l'hôpital de Norwich, fut

          de 1772 à 1782. 100
          de 1782 à 1792. 120
          de 1792 à 1802. 116
          de 1802 à 1812. 137

Mais comme pendant ces époques respectives,
le nombre d'admissions éprouva, ainsi que nous
le verrons tout-à-l'heure, des variations qui cor-
respondaient à-peu-près avec celles observées
dans la fréquence de la pierre, nous pouvons à
peine attribuer, avec fondement, ces différences
à un accroissement réel de la maladie.

En ce qui peut concerner la proportion plus
grande d'affections calculeuses dans l'hôpital de
Norwich, relativement à celle d'autres maladies,
afin de pouvoir établir une comparaison avec les
données particulières ci-dessus, nous n'avons à

cet égard aucun autre document de cette sorte ;
il suffira de faire observer que le nombre total de
malades de toute espèce admis dans l'hôpital de
Norwich, pendant la période de 1772 à 1812,
s'éleva à 18859, ce qui donne un terme moyen
de 428 admissions par an*. Il convient de faire
remarquer en-même-temps, que le nombre d'admissions, dans l'hôpital de Norwich, s'est par
degrés, et plus particulièrement dans les dernières années, augmenté de presque un cin-
quième. Le terme moyen ayant été, dans les
huit ou dix dernières années, d'environ 530 ;
tandis que dans les dix années précédentes, il
n'excéda pas 440.

Au total, cependant, il paraît que la proportion de 506 opérations lithotomiques, dans l'hôpital de Norwich, sur 18859 malades, qui est
à-peu-près celle de 1 sur 38, excède à un degré
étonnant la proportion obtenue dans toute autre
des institutions publiques dont j'avais eu l'occasion de consulter les registres ; et il devient d'un
très-grand intérêt, pour ceux qui s'occuperont à

---

* Le nombre ordinaire des malades, dans l'hôpital de Norwich,
est de 80 à 90. Les malades du dehors ne sont nullement compris
dans ce calcul d'évaluation, parce qu'il est évident que c'est seulement sur les malades du dedans que l'opération de lithotomie
se fait.

l'avenir de semblables recherches , de s'assurer , par des comparaisons et observations multipliées , si cette circonstance , dans l'hôpital de Norwich , peut être attribuée à quelques causes particulières dans les habitudes ou dans la situation de ce lieu*. Je n'ai à remarquer de plus sur

---

* Il n'est pas douteux que le talent supérieur des chirurgiens, ou la célébrité qu'ils se seraient acquise dans l'opération de la pierre, peuve influer, jusqu'à un certain point, sur le nombre des cas lithotomiques, dans différens hôpitaux, des malades y ayant été attirés de très-loin', par l'habileté des opérateurs. Mais, cette circonstance ne paraît pas pouvoir suffire pour rendre raison d'une aussi grande disproportion de cas de pierre, que celle observée dans l'hôpital de Norwich.

On verra, dans un chapitre suivant, que la nature crayeuse du sol, dans cette partie de l'isle, ne peut jeter aucun jour sur ce sujet, puisque la proportion des Calculs contenant de la chaux, est moindre dans l'hôpital de Norwich que dans ceux de Londres.

Je trouve, dans le commentaire sur l'air fixe du docteur Dobson, une recherche statistique intéressante publiée en 1779 sur la différence de fréquence de la pierre, dans des parties diverses de l'Angleterre ; et, d'après cette recherche, il paraît, parmi d'autres résultats singuliers, que la proportion des cas calculeux, dans l'hôpital de Norwich, jusqu'à cette période, était environ 3o fois celle de l'hôpital de Cambridge. Il trouva, d'un autre côté, que la fréquence de la maladie, dans d'autres parties de l'Angleterre, était d'une uniformité remarquable. C'est ainsi que dans les hôpitaux de Glocester, Worcester, Hereford et Exeter, la proportion des cas de pierre était de 1 sur 394 malades. Dans la partie Nord-Est de l'Angleterre, renfermant les hôpitaux de Newcastle, Yorck, Leeds et Manchester, la proportion était de 1 sur 42o. Mais, dans la partie Nord-Ouest de l'Angleterre, comprenant les hôpitaux de Liverpool, Chester, Shrewsbury, et tout le Nord du pays de Galles, la proportion n'était que de 1 sur 3223. Le docteur Dobson en conclut donc que, dans les contrées que nous avons

cet intéressant document, qu'il ne paraît pas,
d'après les particularités qui s'y rapportent,
qu'aucun des chirurgiens qui se sont succédés
l'un à l'autre pendant ces quarante dernières
années dans l'hôpital de Norwich, se soit fait
remarquer, par une prééminence notable de
succès, dans cette opération. Ils en ont probablement tous eu plus que n'en pourrait offrir la
pratique moyenne de lithotomie; mais jusqu'à
présent leurs résultats respectifs sont d'une uniformité remarquable; et il est à observer qu'un
de ces chirurgiens, qui avait eu le bonheur de
faire quarante-sept opérations consécutives sans
perdre un seul malade, finit par avoir sur toutes
le même nombre moyen de non-succès que ses
collègues.

Chesselden. — Les documens de cette sorte,
les plus précis que j'aie trouvés, après les registres de l'hôpital de Norwich, sont ceux publiés
par Chesselden, dans son Anatomie du corps
humain. Ce chirurgien célèbre établit que, pen-

---

citées en premier lieu, la pierre est une maladie plus commune
que dans le Nord du pays de Galles, et dans le Nord de l'Angleterre. Le docteur Dobson fut également porté à croire, d'après
les résultats de sa recherche, que les eaux dures préviennent,
plutôt qu'elles ne provoquent la formation de la pierre : opinion
qui semble être confirmée par les bons effets, dans les maladies
calculeuses, des eaux dures de Buxton, Matlock, Bath, Bristol,
et autres.

dant vingt ans de sa pratique publique dans
l'hôpital Saint - Thomas , à Londres * , il fit
deux cent treize fois l'opération de la pierre, et
ne perdit que vingt malades, c'est-à-dire, deux
sur vingt-un, terme moyen , certainement fort
au-dessous de celui ordinaire. Il donne quelques détails sur l'âge des malades qu'il a opérés ;
mais il a omis d'en distinguer le sexe.

Hôpital Saint-Thomas. — J'ai déjà fait observer qu'il n'avait été conservé , à l'hôpital Saint-
Thomas , aucun registre ostensible des opérations de lithotomie ; mais avec le secours obli-
geant de M. TRAVERS , chirurgien distingué , et
professeur attaché à cet hôpital, j'ai su que le
nombre moyen des opérations de lithotomie, qui
y ont eu annuellement lieu pendant les dix dernières années, a été de 5 $\frac{1}{2}$, ou de 11 , pour deux
ans. Le nombre total des malades de toute espèce,
admis pendant le même espace de temps, étant
de vingt-neuf mille soixante-cinq , ce qui donne
un cas de pierre sur cinq cent vingt-huit malades.
Cette proportion (en supposant que le nombre
des admissions est resté le même) ne serait donc
que moitié environ de celle qui avait lieu du temps

---

* M. CHESSELDEN fut nommé aide-chirurgien à l'hôpital Saint-
Thomas, en 1718, et se retira en 1738.

de CHESSELDEN; et même, il paraît qu'à une époque de beaucoup postérieure, l'opération de lithotomie, dans cet hôpital, a été bien plus fréquente que pendant un petit nombre des dernières années, puisque j'appris dernièrement de M. CLINE, qu'autant qu'il pouvait se le mieux rappeler, le nombre moyen de ces opérations faites annuellement dans l'hôpital Saint-Thomas, pendant qu'il fut attaché à cette institution, était d'environ 10; et ce n'est seulement que depuis peu d'années que ce chirurgien distingué a résigné son office.

Hôpital Saint-Barthélemy. —A l'hôpital Saint-Barthélemy, quoiqu'il n'y ait pas été non plus conservé de registres en ordre, relativement aux maladies calculeuses, j'ai cependant obtenu, de l'obligeance de M. LAWRENCE, les états numériques suivans, pour les cinq dernières années, pendant chacune desquelles, le nombre d'admissions fut de 3760.

En 1812, les cas de lithotomie furent de 14
En 1813. 13
En 1814. 17
En 1815. 4
En 1816. 8
       Total dans les cinq ans. 56

Donnant un terme moyen annuel de 11 environ, ou de un cas de lithotomie sur 340 malades.

Hôpital de Guy. — A l'hôpital de Guy, où, en général, il règne beaucoup d'ordre, et où je trouvai tous mes collègues parfaitement disposés à m'aider de tous les renseignemens qu'il leur était possible de me fournir, ce ne fut qu'avec beaucoup de peine que j'obtins, même pour une période aussi courte que celle des trois dernières années, quelque document sur le nombre des cas de lithotomie. Les opérations que les sœurs ou surveillans supérieurs des salles ont pu se rappeler distinctement, et spécifier, sont, pendant ce temps, au nombre de vingt-deux seulement; mais tous, ainsi que les chirurgiens de l'hôpital, s'accordent en ce point, que pendant les deux ou trois dernières années, la fréquence des cas de pierre a diminué*. D'après tout ce qu'il m'a été possible de recueillir de ren-

---

* Je devrais avoir été induit à tirer la même conclusion, d'après la grande et précieuse Collection de Calculs urinaires formée par M. LUCAS jeune, pendant qu'il était attaché à l'hôpital de Guy. Cette Collection, que j'aurai souvent occasion de citer, a été continuée par le fils et successeur de M. LUCAS, qui a eu la générosité de la déposer en entier dans le Musée de l'hôpital, pour l'avantage du Collége. Il a été fait, à l'occasion, un petit nombre d'additions à cette Collection, dont j'ai analysé et étiqueté tous les Calculs qu'elle contient, sous le rapport de leur composition chimique.

seignemens à ce sujet, j'ai lieu de croire que le nombre moyen d'opérations lithotomiques dans l'hôpital de Guy, pendant les vingt ou trente dernières années, n'a pas été au-dessous de 9 ou 10 par an; et comme le nombre de malades admis annuellement dans l'hôpital, sur un taux moyen des cinq dernières années, est de 2637, la proportion des cas calculeux, dans l'hôpital de Guy, peut être considérée comme étant de 1 environ sur 300 malades.

Quant à la proportion des cas funestes, j'ai pu m'assurer, d'après le registre des morts, tenu au bureau de l'administration, que le nombre total des non-succès, dans l'opération de lithotomie, a été, dans le cours des dix dernières années, de 15; et si, pendant ce temps, le nombre d'opérations a été de 100, comme il résulterait de l'évaluation ci-dessus, le nombre des morts serait dans la proportion de 3 à 20, qui excède de très-peu celle déduite des documens obtenus relativement à l'hôpital de Norwich. Cependant cette estimation ne peut être considérée que comme approximative, puisqu'il ne m'a pas été possible d'établir exactement le nombre. Je me serais vraisemblablement abstenu d'en faire aucune mention, si je n'avais pas craint que toute apparence de réserve, relativement à un hôpital qui doit particulièrement m'intéresser, n'eût été mal interprétée.

Cas de lithotomie, moins fréquens à Londres qu'autrefois. — Au total, je pense que cette recherche (quoiqu'on ne puisse pas actuellement obtenir de données certaines) peut me fournir des moyens suffisans, pour en conclure que dans les hôpitaux de Londres, les cas de lithotomie se sont peu-à-peu moins fréquemment présentés depuis quelques années, et que ce résultat peut être dû, en partie, à une réduction effective dans la fréquence de la pierre, à quelque changement dans le régime, ou dans les habitudes du peuple, ou à l'usage de remèdes appropriés, et en partie enfin, à ce que les personnes attaquées d'affections calculeuses n'ont pas aussi exclusivement recours qu'autrefois aux grands hôpitaux de Londres pour s'y faire opérer*.

---

* Il paraît, d'après une dissertation publiée à Londres, en 1802, par M. Schultens, « *De causis imminutæ in repub. batav. morbi calculosi frequentiæ* », que de semblables remarques, sur une diminution de la fréquence de la maladie calculeuse, avaient aussi été faites sur le continent ; car il est établi, dans cette thèse, que de 1700 à 1733, 277 individus avaient subi l'opération de lithotomie dans l'hôpital d'Amsterdam. De 1733 à 1766, ce nombre s'était réduit à 117 ; et de 1767 à 1799, il n'avait plus été que de 78. Cette réduction progressive dans la fréquence de la maladie est attribuée à l'introduction du thé, et à l'usage qui s'en était par degrés répandu, comme article diététique, parmi toutes les

Fréquence de la Pierre dans les Enfans. — Il a été observé, et les registres de Norwich le prouvent, que les cas de Calculs se présentent en proportion très-considérable parmi les enfans. Cela n'a lieu, cependant, que parmi les classes les plus pauvres; car, dans les rangs plus élevés, ou même dans les classes les plus inférieures, pourvu que les enfans soient bien nourris, la même fréquence ne se remarque pas.

Hôpital des Enfans-Trouvés. — A l'hôpital des Enfans-Trouvés, par exemple, où il a été admis, dans le cours des vingt-sept dernières années, 1151 enfans, il ne s'est présenté que trois cas de pierre, et tous parmi des enfans, pendant qu'ils étaient en nourrice dans la contrée*.

Asile militaire. — Dans l'asile militaire à Chelsea, qui contient environ 1250 enfans, et où il en était autrefois admis au-delà de 6000, il ne s'est présenté qu'un seul cas de pierre, ainsi que j'en ai été informé par M. M'GREGOR, chirurgien de cette institution. L'enfant était du

classes d'habitans. L'hôpital d'Amsterdam contient environ 400 malades, et le nombre total d'admissions annuelles s'y élève de 1800 à 2000.

* Je dois la connaissance de ces faits particuliers à l'obligeance de M. EARLE, chirurgien à l'hôpital des Enfans-Trouvés.

sexe féminin, et la pierre fut évacuée sans opération.

Édimbourg. — A l'infirmerie royale d'Édimbourg, où je devais m'attendre à des faits intéressans dans un semblable objet de recherches, je ne fus pas peu surpris d'apprendre, par une communication obligeante de M. DUNCAN jeune, que le nombre des cas de pierre, pendant les six dernières années, n'y avait pas excédé le taux moyen de 2 par an; et cependant, le nombre annuel d'admissions s'élève à environ 2000 dans cet hôpital, le seul de la ville d'Édimbourg qui soit ouvert aux pauvres pour des opérations chirurgicales.

Sur le Continent, les recherches que j'ai faites sur ce sujet, quoiqu'en général elles n'aient pas produit des résultats suffisamment précis, m'ont cependant procuré la connaissance de faits intéressans. J'ai particulièrement réussi à obtenir de Paris quelques résultats positifs.

Paris. — Il n'y a, à proprement parler, que deux hôpitaux à Paris qu'on puisse considérer comme lieux de secours et d'affluence générale pour l'opération de lithotomie *; quoiqu'elle ait

---

* A Paris, comme dans toutes les grandes villes, il vient aux hôpitaux, de quelque distance de cette ville, une certaine quan-

accidentellement lieu, pour un petit nombre de cas isolés, dans d'autres hôpitaux.

Hôpital de la Charité. —Les deux hôpitaux que je viens de citer sont ceux de la *Charité* et des *Enfans malades.* Le nombre des malades annuellement admis dans la première de ces institutions, s'élève de 2500 à 2600, parmi lesquels 6 ou 700 pour des cas chirurgicaux. D'après un état que M. Roux, chirurgien très-distingué, attaché à cet hôpital, a eu la bonté de me donner, du nombre moyen des cas de lithotomie qui se présentent annuellement à l'hôpital de la Charité, il paraît que ce terme moyen est de 10 à 12, proportion qui excède un peu celle des hôpitaux de Londres. Dans cet établissement, les malades d'affections calculeuses sont, je crois, tous adultes; et la proportion de ceux qui y succombent à l'opération est de 1 sur 5 ou 6.

Hôpital des Enfans malades. — A l'hôpital des Enfans malades, où l'on admet annuellement environ 3000 enfans des deux sexes, au-dessous de l'âge de quinze ans, le nombre moyen des cas

---

tité de malades. Mais comme il existe un grand nombre de bons hôpitaux dans les départemens, la distance d'où les malades viennent aux hôpitaux de Paris, n'excède pas un rayon de 25 à 30 lieues ordinaires.

de pierre est de 6 environ. Dans le cours des sept dernières années, il n'y a eu que trois enfans du sexe féminin atteints de la pierre ; et pendant ce même espace de temps, deux enfans seulement ont succombé à l'opération [1]. Je dois ces renseignemens à l'obligeance de M. le docteur Biet, un des médecins de l'hôpital Saint-Louis.

M. le docteur Biet a eu aussi la complaisance de me donner communication des relevés de quelques-uns des hôpitaux de département en France, relevés qui méritent que j'en fasse ici mention.

Clermont-Ferrand. — Il existe à Clermont-Ferrand un hôpital, où l'on reçoit, chaque année, environ 2000 malades, dont 300 pour des cas chirurgicaux ; et sur le nombre total des 2000 malades, la proportion est de 1200 pour les hommes, et de 800 pour les femmes. Dans cet hôpital, le taux moyen des cas calculeux des deux sexes, et de tout âge, a été, pendant les douze dernières années, de 6 [2] ; et la proportion des opérations

---

[1] Ce qui donnerait la proportion d'une mort sur un peu plus de vingt cas de pierre : proportion de non-succès encore plus petite que celle observée à l'égard des enfans, dans l'hôpital de Norwich.

[2] Avant la révolution, le nombre total moyen des cas de pierre, dans cet hôpital, était de 10. La diminution graduelle de cette

qui n'ont pas réussi, a été de 1 sur 6; la proportion entre le nombre des individus du sexe masculin, et celui des individus du sexe féminin,
affectés de la pierre, est d'environ 1 à 12.

Rouen. —J'ai aussi appris, par le docteur Biet,
qu'à l'hôpital de Rouen, sur environ 7300 malades de toute espèce qui y ont été admis dans
les derniers dix-huit mois, on en a opéré 12 de
la pierre, dont 10 ont recouvré la santé.

Vienne. — Je n'ai pu obtenir de Vienne, où
j'avais aussi eu l'occasion de faire quelques recherches, aucuns renseignemens satisfaisans. Je
tiens, cependant, de l'autorité la plus respectable,
que l'opération de la pierre est comparativement
très-rare dans cette ville ; mais cela ne peut être
attribué, ni à ce qu'on y manque de bons chirurgiens, ni probablement à ce qu'il y a peu d'exemples d'affections calculeuses dans ce pays, mais
bien plutôt à ce que les chirurgiens de Vienne ont
donné si peu d'attention à ce genre de maladie,
que beaucoup d'entre eux, quoique distingués
dans leur profession, ont terminé leur carrière
sans avoir jamais fait l'opération de la pierre. Rien

maladie, depuis la révolution, est attribuée à l'amélioration qui a
eu lieu dans la condition des classes pauvres, spécialement en ce
qui concerne leur manière de se nourrir.

ne peut mieux prouver que c'est, en effet, à cette circonstance particulière qu'est dû le peu de fréquence des cas de pierre à Vienne, que le voyage qu'y fit PAYOLA. Ce célèbre lithotomiste de Venise, ayant par occasion visité Vienne, il y a environ quinze ans, et s'étant décidé à y rester pendant dix ou douze ans, l'Empereur lui témoigna le désir qu'il fît la recherche de malades qui pouvaient être attaqués de la pierre, et qu'il les opérât publiquement à l'hôpital. PAYOLA en trouva facilement un grand nombre, dont l'état n'avait pas été connu des chirurgiens de Vienne, et il leur fit l'opération de la taille, avec son succès accoutumé. Depuis ce temps (observe mon correspondant), les cas de pierre se sont beaucoup plus fréquemment rencontrés, et les jeunes chirurgiens de Vienne avaient eu l'occasion de devenir plus expérimentés dans cette opération. Cependant, ils n'en ont jamais été partisans ; et quoique connaissant mieux aujourd'hui la maladie, ils n'en sont pas moins encore portés à détourner les malades de se soumettre à l'opération. Les habitans de Vienne ont en effet un tel préjugé contre elle, que PAYOLA lui-même, pendant les trois ou quatre dernières années de sa résidence à Vienne, ne fit pas une seule opération de lithotomie, quoiqu'il y eût sondé un grand nombre de personnes réellement atteintes de Calcul de la vessie.

Genève. — A Genève, qui a 30,000 habitans, il n'a été fait, dans les vingt dernières années, tant dans la pratique publique, que dans celle particulière, que 13 opérations de la pierre, quoiqu'on ne manque jamais dans cette ville de bons chirurgiens pour faire l'opération, lorsqu'il s'en présente une occasion. Parmi ces 13 malades opérés, il y en avait 7 qui n'étaient pas strictement genevois, quoiqu'appartenant à des contrées voisines, et il se trouvait un anglais ; de sorte, qu'au premier aperçu, la maladie paraîtrait être rare à Genève. Mais si l'on prend en considération le peu de population du territoire de Genève, on peut juger que cette proportion de cas calculeux peut ne pas différer beaucoup de celle observée dans d'autres lieux. A Lyon, ville populeuse, qui n'est pas éloignée de plus de vingt-cinq lieues de Genève, la maladie est établie, comme étant plus fréquente.

Climats des Tropiques. — Tel est le petit nombre de résultats qu'il m'a été jusqu'à présent possible de me procurer. Sous les Tropiques, la formation de Calculs urinaires est, dit-on, presque inconnue. Ce fait singulier et important nous a été récemment confirmé par le docteur Scott, qui, à raison du long séjour qu'il a fait dans l'Inde, et de sa réputation bien établie d'habile observateur, peut être considéré comme l'une des meilleures autorités qu'on puisse citer sur un sujet de cette nature *.

Conclusions. — Dans ce premier exposé de la recherche, et jusqu'à ce qu'on ait pu se procurer un beaucoup plus grand nombre de renseignemens que ceux qu'il m'a été possible de recueillir, nous essayerions en vain de rattacher les faits qui y sont présentés, à aucune vue systématique sur les causes des maladies calculeuses. Mais j'ai l'espoir que le présent Essai peut être un commencement d'investigation, à laquelle les résultats de recherches subséquentes sur ce sujet viendront graduellement ajouter. En attendant, on peut déjà considérer comme suffisamment établi, qu'en Angleterre, et autres pays, il règne, sous le rapport de la fréquence de la maladie, une uniformité remarquable; tandis que d'autres exemples offrent une grande discordance, et qu'aucune des circonstances qu'on avait ordinairement soupçonnées devoir influer sur les affections calculeuses, ne peut fournir une explication satisfaisante de cette variété de résultats. Ces faits observés portent naturellement à penser que la formation de

---

* Le docteur Scott s'exprime ainsi : « La formation de la pierre dans la vessie urinaire, est à-peu-près inconnue entre les Tropiques. Je n'en ai, en effet, rencontré qu'un seul exemple, quoique j'aie connu quelques cas où une maladie semblable fut importée, et non détruite par le climat.

Calculs urinaires doit résulter de quelques causes générales indépendantes d'aucune des particularités d'alimens ou de boisson, auxquelles on l'a ordinairement attribuée ; et puisqu'il paraît que dans des climats chauds, et spécialement entre les Tropiques, ces maladies sont presque inconnues, et que dans le nôtre, elles attaquent particulièrement les personnes livrées à l'étude, ou qui ont pris l'habitude d'une vie sédentaire, on est naturellement conduit à lier ces circonstances aux grands changemens qui s'opèrent, ainsi que cela est connu, dans l'urine, d'après les différens états de la surface du corps. On peut alors demander si parmi d'autres causes, il n'existerait pas quelque rapport essentiel* entre le systême cutané, et la plus ou moins grande fréquence de cette classe de maladies.

---

* Cette seconde édition était sous presse, lorsqu'il parut (*Medico-chir. Trans.*, 2.ᵉ partie du 9.ᵉ volume) un Mémoire important sur les maladies calculeuses. M. COPLAND HUTCHISON, auteur de ce Mémoire, cherchant à s'assurer jusqu'à quel point ce qui a été ci-dessus énoncé pouvait être justifié par des faits, a dirigé dans ce but son attention sur la fréquence ou la non-fréquence d'affections calculeuses parmi les gens de mer, dont il avait autrefois parfaitement connu les habitudes dans l'exercice de leur profession, et il a fait voir que ces maladies étaient extrêmement rares parmi eux. Le zèle qu'a mis M. HUTCHISON dans cet objet d'investigation, et la nature ainsi que l'évidence des observations qu'il a recueillies à l'appui du fait général, ont produit des documens statistiques d'un grand intérêt, qui exciteront probablement à des recherches ultérieures sur l'histoire de cette maladie, et nous aideront à en connaître mieux les causes.

CHAPITRE III.

Des différentes espèces de Calculs urinaires ; de leurs caractères extérieurs ; de leur nature chimique et de leur classification.

La Méthode ordinaire de classification est susceptible d'objection. — La plupart des écrivains qui ont traité des Calculs urinaires, en décrivant ces corps et en essayant de les classer d'après leurs caractères extérieurs, ont pris en considération les diverses parties des voies urinaires, où ils supposaient qu'ils s'étaient respectivement formés. Aussi trouvons-nous souvent, dans leurs descriptions, les termes de Calculs *rénal, cystique* ou *urétique,* appliqués aux concrétions , dans la vue d'indiquer qu'ils avaient leur origine dans les reins, la vessie, ou dans l'urètre. Il est cependant probable que cette classification repose sur une erreur ; car rien ne prouve que les variétés de Calculs que l'urine dépose, ne puissent pas toutes se rencontrer dans les différentes parties des voies urinaires. L'observation fait voir, en effet, que c'est ce qui a réellement lieu. Ainsi, le Calcul lithique (d'acide urique) étant l'espèce de concrétion la plus commune, et moins susceptible que quelques autres de se briser en fragmens, se trouve dans les reins, après la mort, plus fréquemment qu'aucun autre. Mais j'ai aussi observé plusieurs fois, dans des reins malades, la présence d'oxalate de chaux ou Calcul mural ; et j'ai été consulté, à différentes époques, par une personne qui a fréquemment évacué, dans ces dernières années, des fragmens de Calcul fusible, ou mélange de phosphate de chaux et de phosphate de magnésie, qu'on reconnaît distinctement provenir d'un des Calculs des reins, où ils excitent la douleur la plus aiguë, avec hémorragie copieuse, au moment où ils se détachent de cet organe, après quoi, ils sont immédiatement évacués de la vessie. Ce malade ayant été, il y a quelques années, opéré de la pierre, un gros Calcul de ceux de l'espèce fusible fut extrait de sa vessie. Mais je peux citer, à ce sujet, un fait encore plus positif ; car on trouve, dans la collection de l'hôpital de Guy (échantillon numéroté 19), un Calcul consistant principalement dans la substance fusible, et qui, présentant un moule parfait de la cavité dilatée du rein dans lequel il fut trouvé, prouve évidemment qu'il avait été formé dans cet organe. J'ai dans ma possession

un Calcul (représenté planche VIII, fig. 3) mani-
festement produit sous des circonstances semblables, et réellement extrait du rein après la mort.
Il n'est donc pas douteux, quoique M. BRANDE[1]
et quelques autres écrivains aient énoncé une
opinion différente, que les Calculs de toutes les
espèces peuvent prendre naissance dans les reins,
circonstance qui donne évidemment lieu à objection relativement à la nomenclature dont il a
été fait ci-devant mention. Il est vrai, cependant,
que d'après la forme et l'apparence d'un Calcul,
lorsque surtout l'occasion s'est présentée de s'assurer des circonstances de son passage, on peut
juger qu'il est provenu du rein, sans avoir pris
aucun accroissement dans la vessie. Mais cette
désignation distincte est souvent impossible; et
au total, nous ne pouvons jamais, d'après l'examen d'une pierre trouvée dans la vessie, pronon-
cer avec certitude si elle a ou non reçu ses premiers rudimens des reins[2].

---

[1] Transactions philosophiques, 1808, page 237.

[2] Dans un Mémoire communiqué dernièrement à la Société
médico-chirurgicale, par le docteur HENRY, l'auteur met une
grande importance à établir la formation de Calculs, comme étant
essentiellement et originairement due à une maladie du rein; et
il considère le noyau d'acide urique provenant du rein, comme
l'origine, de beaucoup la plus commune, de toutes les espèces de
Calculs.

Calculs dans les Reins. — Les Calculs qui se trouvent dans les reins ne diffèrent pas seulement entre eux dans leur nature chimique, mais ils varient beaucoup aussi dans leur grosseur, leur forme et leur apparence extérieure. Quelquefois, ainsi que la planche II en offre un exemple dont nous avons donné ci-devant l'explication, il se présente une seule masse d'une grosseur énorme, les couches successives s'étant par degrés moulées sur la structure interne du rein, en absorbant la presque totalité de sa substance. D'autres fois, les concrétions, quoique beaucoup plus petites, peuvent encore offrir la forme des cavités dans lesquelles elles ont été formées, comme on peut le voir planche VIII, fig. 3 ; mais le plus souvent ces corps sont plus ou moins arrondis, tels que ceux contenus dans les entonnoirs dilatés du rein représentés planche I; ou, dans quelques cas, ils affectent une forme polygonale, avec ordinairement trois côtés comprimés (comme dans les figures 4 et 6, planche VIII), leurs surfaces ayant été pressées les unes contre les autres pendant leur accroissement. Ces Calculs sont quelquefois d'une couleur fauve ou d'un brun jaunâtre, d'autrefois grisâtres, leur surface, dans l'un ou l'autre cas, étant lisse à un degré remarquable, comme si elle était enduite d'une fine couche de vernis, ou même,

4

dans quelques exemples, avec un certain éclat
métallique, ressemblant assez à du cuivre qui a
été bruni.

Calculs dans la Vessie. — Quant aux Calculs
qui se rencontrent dans la vessie, ils varient
considérablement aussi en grosseur, par leur
forme et autres qualités extérieures; et avant
les dernières découvertes, relativement à la nature chimique des Calculs, ce ne fut seulement
que d'après leur aspect général, qu'on essaya,
dans la pratique médicale, de les distinguer
entre eux. Les caractères extérieurs des Calculs offrent quelquefois, sans doute, des indices
de leur composition chimique; mais dans la
plupart des cas, on ne peut tirer de ces caractères aucune induction chimique certaine, puisque, comme nous le verrons par la suite, des
concrétions ayant la même nature chimique,
produisent souvent des apparences très-diverses;
et des Calculs, qui paraissent être semblables,
sont fréquemment reconnus comme différant
dans leur composition chimique.

Leur Forme. — La forme, quoique très-va-
riable, des Calculs vésicaux, est le plus souvent
sphéroïdale (planches **VI** et **VII**, et dans la
plupart des figures de la planche **VIII**), quel-

quefois à bords aigus, mais souvent comprimée sur deux faces, comme une amande; d'autres fois ce sont des polyèdres, avec leurs surfaces comprimées, ce qui est évidemment dû à leur contact serré avec d'autres Calculs, ou à ce qu'ils ont été retenus par force dans leur situation par les replis de la vessie, formant une espèce de kiste autour d'eux. Ce cas est rendu bien sensible dans la planche IV, à laquelle il a déjà été renvoyé, page 6 de cet Essai, et qui présente une explication frappante des remarques publiées par sir ÉVERALD HOME [1], ayant pour objet de rendre raison de ce que, dans quelques circonstances, des Calculs avaient existé, pendant long-temps, dans la vessie, sans produire les symptômes diagnostiques ordinaires.

On rencontre quelquefois aussi des Calculs anguleux, et même presque cubiques, mais ce cas est rare [2]. Il y a une espèce de Calcul qui

---

[1] Transactions philosophiques pour 1808. M. NOURSE, chirurgien à l'hôpital Saint-Barthélemy, dès 1741, a décrit des poches ou petits sacs dans les membranes de la vessie, contenant des pierres, et empêchant qu'elles ne fussent découvertes par la sonde. (*Transactions philosophiques*, vol. XLII, p. 11).

[2] Il y a, dans la Collection de Guy, sous le n.º 4, un gros Calcul mural de forme cubique. M. ASTLEY COOPER m'a fait voir

affecte assez fréquemment la forme représentée fig. I, planche VII, ressemblant en quelque sorte à celle d'une poire, avec une protubérance circulaire à sa plus large extrémité, paraissant s'être moulée dans le col de la vessie.

Leur Volume. — Les Calculs urinaires offrent encore de plus grandes variétés relativement à leur volume. Leur grosseur diffère, en effet, depuis celle d'un petit nombre de molécules de sable agglutinées ensemble, jusqu'à celle d'une masse, remplissant presqu'entièrement la vessie*. Les grosseurs intermédiaires, entre celles d'œufs de pigeon et d'œufs de poule, sont les plus communes.

Leur Couleur et leur Surface. — La couleur

---

142 Calculs, à surfaces comprimées, qu'il avait tous extraits de la vessie d'un malade qui s'était fait opérer de la pierre, et avait recouvré la santé. Leur grosseur varie depuis la plus petite jusqu'à celle d'un dé. Mais ils affectent plus ou moins la forme cubique ; ils sont lisses et de la couleur de mastic de vitrier. Ils consistent en acide urique passablement pur.

* Sir JAMES EARLE décrivit, dans les Transactions philosophiques pour 1809, une énorme pierre qu'il avait extraite, après la mort, de la vessie d'un malade qui avait succombé à la taille de cette pierre. Elle pesait 1243 grammes : sa forme était ovale, sa circonférence, sur l'axe le plus long, mesurant environ 40 centimètres. Ce Calcul était de l'espèce fusible.

et la surface des Calculs sont aussi très-variables, et elles fournissent souvent des indices de leur nature chimique. Lorsque cette couleur est brunâtre ou fauve, ressemblant un peu au bois d'acajou (planche VI, fig. 1, 2, 3 et 4) avec surface lisse, quoique chargée quelquefois de petits tubercules (planche VI, fig. 1), les Calculs consistent alors presque toujours en acide urique. Lorsqu'ayant été sciés, leur surface intérieure est à découvert, ils paraissent être formés de couches concentriques (planche VI, fig. 2, 3 et 4), quelquefois homogènes, et d'autres fois alternant avec d'autres substances. La couleur ne doit pas cependant être considérée comme un indice certain, puisque d'autres espèces de Calculs peuvent être souvent colorés de la même manière, dans la vessie, par du mucus sanguinolent, ou autres sécrétions viciées.

Lorsque des Calculs sont blancs, ou d'un blanc grisâtre, et friables, planche VII, fig. 1 et 2, ce sont toujours des phosphates terreux : ce cas est particulièrement celui des espèces de Calculs appelés fusibles ; et ceux d'un brun foncé, ou presque noirs, d'un tissu dur, et couverts de tubercules ou protubérances (planche VII, fig. 4), sont en général de l'espèce, qu'on a distinguée par la dénomination de Calculs *muraux*.

Ces Calculs sont composés, ainsi que nous l'expliquerons bientôt, d'oxalate de chaux.

Des Calculs ont quelquefois une surface inégale cristalline (comme dans la planche VIII, fig. 5), chargée de particules brillantes transparentes. Cette apparence indique toujours la présence du phosphate ammoniaco-magnésien.

Leur Pesanteur spécifique. — La pesanteur spécifique des Calculs varie entre 1200 et 1900, celle de l'eau étant considérée comme 1000.

Leur Odeur. — Leur odeur, quoique quelquefois urineuse, n'est pas toujours telle; mais lorsque des Calculs sont sciés en travers, ils exhalent une odeur animale fade, qui, dans quelques-uns, est très-particulière.

Leur Tissu intérieur. — Mais c'est dans leur tissu intérieur, et dans l'arrangement des couches, que les Calculs offrent des variétés beaucoup plus importantes que leurs propriétés extérieures. Nous les examinerons sous ce point-de-vue, lorsque nous traiterons de leur nature chimique; et je dois exprimer ici de nouveau mon regret, de ce qu'on a soin, dans la plupart des collections, d'empêcher que ces productions ne soient sciées, lorsque c'est seulement par l'examen de l'intérieur des Calculs, et par l'observation de leurs dépôts successifs, et souvent différens, de matière calculeuse, que nous pouvons apprendre quelque chose sur les particularités de leur composition.

Leur Noyau. — Le noyau, autour duquel les lames sont formées, consiste, en général, dans quelques-unes des espèces ordinaires de Calculs, particulièrement de celle d'acide urique, dont les rudimens proviennent le plus fréquemment du rein. Un échantillon distinct de ce Calcul est représenté planche VI, fig. 2. Mais il arrive quelquefois que le noyau est produit hors du rein, étant accidentellement introduit par les urétères; circonstance qui n'est nullement extraordinaire dans les femmes, où ce passage a beaucoup moins d'étendue que chez les hommes. Ainsi, des concrétions urinaires se trouvent souvent avoir été formées autour d'une épingle, d'un morceau d'étoffe, d'un fragment de sonde, ou même d'une balle de fusil*. Cependant c'est la formation de pierres autour d'un noyau d'acide urique tombé

---

* Dans tous les cas où un noyau est accidentellement produit hors des reins, le dépôt qui se forme autour consiste le plus fréquemment, si ce n'est pas toujours, dans des phosphates terreux, et spécialement dans du Calcul fusible: on en expliquera ci-après la cause.

du rein , qui se rencontre le plus ordinairement.

Il arrive quelquefois qu'on aperçoit dans le même Calcul, deux, trois , ou un plus grand nombre de noyaux, dont chacun est environné de lames concentriques réunies dans une masse. Cette particularité, cependant, autant que j'ai pu l'observer, n'a lieu que dans les reins; et elle résulte de la circonstance, que des Calculs qui y ont été originairement formés , dans des cavités distinctes , finissent par se réunir en masses plus grandes , en conséquence de la substance inter-posée des reins, qui a été graduellement absor-bée. Un Calcul de cette espèce est représenté planche I de l'ouvrage de M. HOWSHIP sur les maladies des organes urinaires.

Couches qui alternent. — Les remarques qui précèdent se bornent presque aux Calculs d'une nature homogène, ou au-moins, qui ne présentent pas une différence évidente de com-position. Mais il arrive souvent, qu'en brisant ces Calculs, ou en les sciant en travers, on les trouve formés de différentes lames concentri-ques ou couches, présentant, dans une seule masse, deux, trois, ou même dans quelques exemples , toutes les espèces de Calculs que j'ai décrites. Ainsi on rencontre souvent des Cal-culs muraux, dont la surface, de couleur foncée, est en partie, ou quelquefois entièrement recouverte d'une couche blanche pulvérulente de phosphates terreux, ou Calcul fusible. D'autres fois, on trouve des couches des phosphates et Calculs muraux, enveloppant un noyau d'acide urique; et, dans l'intéressant échantillon représenté planche VIII., fig. 8, dont je suis redevable au docteur WOLLASTON, on voit toutes les espèces de Calculs, savoir, le Calcul fusible, le Calcul mural, celui de phosphate de chaux pur et d'acide urique, se présentant en couches alternatives entre eux.

Calculs de la Glande prostate. — Les Calculs auxquels la glande prostate est sujette, excèdent rarement en volume, les plus gros de ceux représentés en *c*, *d*, planche IX, fig. 2. Ces Calculs sont d'un brun jaunâtre, et d'une forme plus ou moins arrondie, et ressemblant dans leur aspect extérieur, aux petits Calculs d'acide urique, qui sont souvent évacués de la vessie. Ils diffèrent entièrement, cependant, dans leur composition chimique, des concrétions d'acide urique, ainsi que nous l'expliquerons tout-à-l'heure. La présence de ces corps dans la glande prostate se lie aux divers changemens de tissu, qu'on trouvera décrits dans l'explication jointe à la susdite planche IX.

Gravier ou Fragmens calculeux irréguliers. —
Les fragmens calculeux irréguliers, appelés ordinairement gravier *, qu'évacuent assez fréquemment des malades, qui ont des dispositions à la formation de concrétions urinaires, ou chez lesquels ces concrétions existent, étant dépourvues souvent de caractères extérieurs distincts, ont besoin d'être examinés, même avec plus d'attention que les grandes masses, pour acquérir sur leur nature des notions positives. Si les graviers sont sous la forme de petits grains arrondis de couleur de brique, ils paraissent être d'acide urique. Cependant, des Calculs de la prostate, tels que ceux que je viens de décrire, se rapprochent de très-près des Calculs d'acide urique, et on ne peut les distinguer que par un examen chimique. Lorsque les fragmens sont friables, blanchâtres, et présentent une surface irrégulière, comme s'ils s'étaient détachés d'une masse plus grosse, ils sont presque toujours de l'espèce du Calcul fusible; et si leur couleur est d'un brun foncé, ils consistent le plus ordinairement en oxalate de chaux. Les graviers se présentent quelquefois aussi sous la forme de très-

---

* Depuis que la première édition de cet ouvrage a paru, M. le docteur MAGENDIE, professeur à l'école de médecine de Paris, physiologiste d'une très-grande réputation, a publié, à Paris, un Traité sur les causes et le traitement de la gravelle.

petits Calculs blanchâtres, durs et compacts, qui offrent dans un petit nombre de cas, une surface cristalline, quoique sans éclat. Quant aux sédimens sableux, souvent déposés par l'urine sans aucune incommodité évidente, ou immédiate, ils sont ou rougeâtres, et consistent principalement dans de l'acide urique *, ou, s'ils sont blanchâtres et éclatans, ils se composent principalement alors de phosphates de chaux et de magnésie; ou ils consistent dans un mélange des deux espèces de gravier, et ce mélange leur donne une apparence équivoque.

* * *

Histoire chimique des Calculs. — Dans l'exposé qui précède, des caractères extérieurs des Calculs urinaires, j'ai évité avec intention d'entrer dans aucune particularité concernant leurs propriétés chimiques, quoique j'aie fait, en termes généraux, allusion à leur com-

---

* La circonstance d'une urine très-colorée, et déposant une petite quantité de sédiment rouge, n'indique pas nécessairement un excès d'acide urique; de tels sédimens, en effet, lorsqu'ils ne sont que d'une couleur légèrement rouge, consistent souvent principalement dans les phosphates terreux. Mais, s'ils sont très-abondans, et de ceux qu'on appèle *briquetés*, on peut les considérer comme étant principalement d'acide urique; et on trouvera que cette espèce de sédiment est presque entièrement, si ce n'est totalement, soluble dans l'eau bouillante.

position, dans la vue de faire remarquer le rapport qui existe entre leur apparence extérieure et la nature de leurs parties constituantes. Le reste de ce chapitre sera plus particulièrement consacré à l'histoire de leurs propriétés chimiques.

Premières recherches. — Les médecins et les chimistes, depuis GALIEN jusqu'à PARACELSE, et depuis PARACELSE jusqu'à VANHELMONT et BOERHAAVE, n'avaient encore fait connaître autre chose par leurs dissertations et hypothèses vagues, et souvent inintelligibles, sur le sujet, sinon que la science de la chimie n'était pas assez avancée de leur temps, pour les mettre en état d'avoir aucune idée exacte, de former aucune conjecture raisonnable sur la composition des Calculs urinaires *.

C'est au célèbre chimiste suédois SCHÉELE que nous dûmes, en 1776, la première observation chimique sur les Calculs, qui a conduit à toutes les découvertes subséquentes sur la nature de ces corps. Il annonça, dans un Mémoire publié à cette époque, dans les Transactions de Stockholm, que tous les Calculs urinaires qu'il avait

---

* On trouvera, dans le Système des Connaissances chimiques de Fourcroy, un exposé très-intéressant de ces premiers essais. In-4.° vol. V, pag. 501.

examinés , consistaient dans un acide concret particulier (substance qui a depuis successivement reçu les noms d'*acide lithique* et d'*acide urique*) , qu'il avait reconnu être soluble dans les lessives alcalines. C'était déjà sans doute un grand pas de fait sur la voie des découvertes ; cependant , les connaissances de ce savant sur les Calculs urinaires restèrent si imparfaites , qu'il considéra comme établi , que tous étaient uniquement composés de la substance acide qu'il y avait trouvée , et que leur nature était essentiellement la même. Il est bien difficile de concevoir qu'un homme d'une aussi grande sagacité , et qui avait autant d'expérience en chimie , ait pu tomber dans une erreur semblable ; car nous verrons bientôt que les concrétions d'acide urique pur, loin d'être la seule espèce de Calculs urinaires , ne constituent même pas la moitié des concrétions formées dans ces voies.

Schéele reconnut , non-seulement que la matière d'acide urique était soluble dans les alcalis fixes, mais il fit voir aussi qu'elle pouvait, jusqu'à un certain point, se dissoudre dans l'eau froide ; que cette dissolution avait les propriétés acides, et particulièrement celle de rougir le tournesol ; qu'en faisant bouillir cette dissolution dans de l'acide nitrique , elle en éprouvait une action remarquable; et enfin, que l'urine humaine contenait toujours cette substance en plus ou moins grande quantité, et que souvent elle s'en séparait sous la forme d'un sédiment de couleur de brique , par le simple effet du refroidissement.

Ces résultats furent bientôt après confirmés par Bergman, Morveau et autres chimistes; c'est de ce dernier, je crois, que la substance découverte par Schéele reçut le nom d'*acide lithique,* ou acide de la pierre , terme qui ne paraissant pas strictement exact, fut depuis remplacé par celui d'*urique ,* que le docteur Pearson proposa d'y substituer, et qui est adopté par le plus grand nombre des chimistes. Quant à moi, je pense que cette dernière dénomination est susceptible d'objection , non-seulement parce que la substance dont il s'agit se rencontre dans les concrétions des goutteux , aussi bien que dans l'urine; mais encore à raison de ce que le mot *urique* a trop de ressemblance avec celui *urée ,* autre partie constituante , entièrement distincte et la plus caractéristique, de l'urine.

Fourcroy et M. Vauquelin en France, et le docteur Wollaston en Angleterre , sont les chimistes qui, après la découverte de Schéele , ont le plus contribué à porter l'histoire naturelle des concrétions urinaires à son état de perfectionnement actuel. Le docteur Pearson, le docteur Henry de Manchester et M. W.ᵐ Brande ont aussi ajouté des faits utiles à l'histoire de ces corps *.

---

* Ici, l'auteur réclame vivement, en faveur du docteur Wollaston, la priorité de la découverte de plusieurs espèces de concrétions humaines, que Fourcroy et M. Vauquelin ont les premiers fait connaître et décrits en France. Il établit les droits du docteur Wollaston à cette priorité, sur ce que le Mémoire où ce savant annonçait des résultats exactement semblables, parut en Angleterre, dans les Transactions philosophiques pour 1797, ou environ deux ans avant que les deux chimistes français eussent rien publié sur le même sujet. M. le docteur Marcet ajoute, que Fourcroy, qui seul, dit-il, connaissait la langue anglaise, en rendant compte, depuis, des travaux qui lui étaient communs avec M. Vauquelin, avait discuté un Mémoire du docteur Pearson sur l'acide lithique, inséré dans les Transactions philosophiques pour 1798, et par conséquent un an après celui du docteur Wollaston, sans cependant avoir fait aucune mention de ce dernier Mémoire. M. le docteur Marcet en conclut, que cette circonstance particulière pourrait paraître un jour avoir besoin d'être expliquée d'une manière satisfaisante.

Il suffira sans doute de faire observer, à ce sujet, que si Fourcroy présenta, pour la première fois, dans un Mémoire lu à la séance publique de l'Institut, de vendémiaire an 7 (correspondant à septembre 1798), les détails des expériences qui les avaient conduits, M. Vauquelin et lui, à la découverte de quelques substances nouvelles dans les Calculs urinaires de l'homme, la communication de ces détails avait été pendant long-temps suspendue, par le désir qu'avaient eu ces chimistes d'en obtenir, avant d'en donner connaissance, la confirmation, en soumettant préalablement à l'examen, des Calculs, en très-grand nombre, qui leur avaient été successivement envoyés, à cet effet, de plusieurs points de la France, et des pays étrangers.

D'un autre côté, aux époques dont il s'agit, les relations entre

Parties composantes des Calculs. — Les substances découvertes jusqu'à-présent dans les Calculs urinaires , par les recherches des savans que nous venons de citer , sont les suivantes :

L'acide lithique ou urique.

Le phosphate de chaux.

Le phosphate ammoniaco-magnésien.

L'oxalate de chaux.

L'oxide cystique.

---

l'Angleterre et la France éprouvant des obstacles, les journaux scientifiques anglais y arrivaient plus difficilement, et avec beaucoup moins de régularité. C'est ainsi, que le Mémoire du docteur PEARSON y était seul parvenu ; et lors des communications successives , qui furent faites à l'Institut, des recherches de FOURCROY et de M. VAUQUELIN sur les Calculs urinaires de l'homme, ce qui avait pu être annoncé précédemment sur le même sujet, par le docteur WOLLASTON , n'était venu à la connaissance d'aucun des membres de cette société savante.

Il est à remarquer, de plus, que M. le docteur MARCET a été induit en erreur en faisant observer que FOURCROY, qui avait pour collaborateur M. VAUQUELIN, était le seul qui fût familiarisé avec la langue anglaise ; il est très-certain que ni FOURCROY, ni M. VAUQUELIN, ne connaissaient cette langue ; et FOURCROY ne put prendre connaissance du Mémoire du docteur PEARSON , qu'en le faisant traduire en français , ce qui est à ma connaissance. On doit donc nécessairement conclure d'éclaircissemens aussi positifs , que les découvertes par FOURCROY et M. VAUQUELIN , de nouvelles concrétions urinaires humaines, avaient été faites par ces chimistes célèbres, sans qu'ils eussent pu connaître celles du savant anglais sur le même sujet ; et l'opinion des chimistes est aujourd'hui bien fixée sur cet objet de réclamation, qui avait été déjà présenté ailleurs.

(Note du Traducteur).

On peut y ajouter une certaine quantité, en proportion variable, de matière animale, qui lie les différens principes des Calculs entre eux, et leur sert de ciment.

Il arrive très-rarement que chacune de ces substances existe seule, et parfaitement pure, dans les concrétions urinaires. Cependant quelques-unes d'entre elles prédominent, en général, dans les Calculs, à un degré suffisant pour leur imprimer un caractère particulier; et lorsque le mélange est tel, qu'aucune des substances ne paraît y prédominer, je serais disposé (à l'exemple du docteur Henry, dans ses *Elémens de Chimie*, vol. II, p. 365) à considérer cette circonstance comme la qualité distinctive d'une espèce additionnelle de concrétions urinaires.

On peut donc, au total, classer les différentes espèces de Calculs urinaires ainsi qu'il suit, savoir :

Classification. — I. Le Calcul d'*Acide urique.*

II. Le Calcul *Terre-d'Os*, consistant principalement en phosphate de chaux.

III. Le Calcul de *Phosphate ammoniaco-magnésien*, ou Calcul dans lequel ce sel triple prédomine évidemment.

5

IV. Le Calcul *fusible*, résultant du mélange des deux précédens.

V. Le Calcul *mural*, ou d'oxalate de chaux.

VI. Le Calcul *cystique*, formé d'une substance à laquelle le docteur WOLLASTON a donné le nom d'*Oxide cystique*.

VII. Le Calcul *alternant*, concrétion composée de deux, ou d'un plus grand nombre d'espèces différentes, disposées en couches qui alternent.

VIII. Le Calcul *composé*, dont les ingrédiens sont mêlés si intimement, qu'ils ne peuvent être séparés que par l'analyse chimique.

IX. Le Calcul de la glande *prostate* [1].

Je vais procéder actuellement à l'examen successif des propriétés chimiques de ces différentes espèces [2].

---

[1] Le Calcul de cette espèce ne peut pas être strictement appelé urinaire ; mais il a un tel rapport avec les organes urinaires, soit dans sa formation, soit dans les symptômes qu'il occasionne, que j'ai pensé qu'il était convenable de le comprendre dans cette énumération.

[2] On verra, ci-après, que j'ai trouvé deux espèces de Calculs qui ne paraissent se rapporter à aucune autre de celles dont la classification a été établie.

Calcul d'Acide urique. — I. Le Calcul d'acide urique est formé de la substance, découverte et décrite, pour la première fois, par SCHÉELE, et désignée, depuis long-temps, par la dénomination d'*acide lithique*. C'est une concrétion dure, inodore, d'une couleur brunâtre ou fauve [1], peu soluble dans l'eau, d'où l'acide urique se sépare par le refroidissement en petits grains jaunâtres [2]. Ce Calcul n'est point attaqué par l'ammoniaque, mais il est facilement soluble par des dissolutions de l'un ou de l'autre des alcalis fixes, et il peut être précipité de ces dissolutions sous la forme d'une poudre blanche, par tous les acides, même par l'acide carbonique [3]. Il est insoluble dans les acides, ou muriatique, ou sulfurique; mais l'acide nitrique le dissout, et le résidu de cette dissolution, lorsqu'elle a été évaporée à siccité, prend une belle couleur pourpre, qui cependant

---

[1] L'apparence de ce Calcul, et les différentes formes sous lesquelles il se présente, sont représentées planche VI, fig. 1, 2, 3 et 4, et ont été décrites dans le dernier chapitre.

[2] Une partie d'acide urique exige, pour se dissoudre, 1720 parties d'eau, à la température de 15 à 16 degrés centigrades, et 1150 parties d'eau bouillante. Cette dissolution peut changer en rouge les couleurs bleues végétales.

[3] Lorsqu'on précipite l'acide urique de ses dissolutions alcalines, il est nécessaire que l'acide employé comme précipitant soit ajouté en assez grand excès, afin d'empêcher qu'un urate saturé, qui est presque aussi insoluble que l'acide urique lui-même, ne soit précipité.

5 *

disparaît par l'addition, ou d'un acide ou d'un alcali.

Les carbonates et sous-carbonates alcalins n'exercent aucune action sur l'acide urique, et il est très-peu soluble dans l'eau de chaux. Au chalumeau, il noircit, émet une odeur animale particulière, et s'évapore graduellement, en ne laissant qu'une petite quantité de cendre blanche, qui est ordinairement alcaline. On observe quelquefois que par l'application de la chaleur, le Calcul craque ou décrépite, et éclate en un certain nombre de fragmens, particularités qui sont disposées à se manifester, lorsqu'il se trouve qu'une petite portion d'oxalate de chaux est mêlée avec la matière urique. A la distillation, il donne pour produits, un quart environ de son poids d'un sublimé jaune, qui ne contient point d'acide urique, mais que le docteur HENRY considère comme étant un acide nouveau et particulier, combiné avec l'ammoniaque. Il passe, après le sublimé, quelques gouttes d'une huile épaisse, du carbonate d'ammoniaque, de l'acide hydro-cyanique, de l'eau et de l'acide carbonique, et il reste environ un sixième de charbon dans la cornue *.

---

* Depuis la publication de la première édition de cet Essai, le docteur PROUT a fait connaître une analyse d'acide urique, faite

Calcul de la Terre des Os , ou du Phosphate de chaux. — II. La présence fréquente du phosphate de chaux dans les Calculs urinaires, annoncée par BERGMANN, avait été distinctement reconnue par le docteur PEARSON et autres chimistes ; mais l'existence de concrétions urinaires, entièrement formées de phosphate de chaux, et constituant une espèce particulière, a été démontrée, pour la première fois, par le docteur WOLLASTON*, dont nous transcrivons ici, dans ses propres termes, la description qu'il en donne : « Sa surface est généralement d'un brun pâle, et tellement lisse, qu'elle paraît être polie. Lorsqu'on la scie en travers, on la trouve très-régulièrement formée de lames, adhérant, en général, si peu entre elles, qu'on les sépare aisément en croûtes concentriques. Dans un échantillon de ce Calcul, que le docteur BAILLIE a bien voulu me donner,

---

avec soin, dont le résultat (après y avoir fait quelques corrections, qu'il a eu la bonté de me communiquer depuis la publication de son Mémoire) est :

Hydrogène. . .	2,22
Carbone. . . .	40,00
Oxigène.. . . .	26,66
Azote.	31,12
	100,00

* Trans. phil., 1797. Le Calcul représenté dans la Planche VIII, fig. 7, est un fragment bien caractérisé de l'échantillon identique décrit par le docteur WOLLASTON.

chaque lame est striée dans une direction per-
pendiculaire à la surface, comme si elle était
formée par un assemblage de fibres cristallinés ».

Ce Calcul, après avoir été pulvérisé, se dissout sans difficulté dans les acides muriatique
ou nitrique. Au chalumeau, il noircit d'abord,
ce qui est dû à la conversion en charbon de la
matière animale qu'il contient ; mais bientôt il
redevient parfaitement blanc, et il résiste alors,
sans éprouver d'altération, à l'action du chalumeau, à-moins que la chaleur étant portée à un
degré plus intense, il ne finisse par se fondre.
Cette possibilité de fusion n'a pas lieu à l'égard
de la terre d'os, parce que ce Calcul contient
une plus grande quantité de chaux.

J'ai à ajouter seulement à cet article, que les
Calculs entièrement formés de phosphate de
chaux pure, ou même de couches composées
exclusivement de cette substance, m'ont paru
être comparativement plus rares, quoiqu'il s'en
rencontre si fréquemment des portions combi-
nées avec d'autres espèces de Calculs ; et je n'ai
aucun doute, d'après la description de ce Calcul
par FOURCROY (*Systême des Connaissances chimiques, in-*4.°, vol. V, p. 519), qu'il l'a souvent
confondu avec le Calcul fusible dont je parlerai
tout-à-l'heure.

Calcul triple. —III. Calcul triple , ou phosphate ammoniaco-magnésien. C'est encore au docteur Wollaston que nous devons d'avoir reconnu, d'une manière exacte, que ce sel est une partie constituante de concrétions urinaires [1]. On n'a peut-être jamais trouvé de masses calculeuses consistant seulement dans cette substance; mais il se présente fréquemment des concrétions dans lesquelles le phosphate ammoniaco-magnésien domine. Ce sel triple paraît souvent aussi disséminé sous la forme de petits cristaux éclatans sur la surface, ou entre les interstices d'autres lames calculeuses [2]. Les Calculs dans lesquels ce sel triple est prédominant, sont généralement plus blancs et plus compactes que ceux de la première classe. Au chalumeau, ce Calcul exhale une odeur ammoniacale, le fragment diminue en volume ; et si l'on augmente de beaucoup l'intensité de la chaleur, il finit par éprouver une fusion imparfaite, étant alors réduit à l'état de phosphate de magnésie.

---

[1] Transactions philosophiques, 1797. Fourcroy et M. Vauquelin avaient, quelques années auparavant, rencontré ce Calcul dans les intestins d'animaux.

[2] Une grande masse de phosphate ammoniaco-magnésien , attachée à un Calcul d'acide urique, trouvée par sir Gilbert Blane dans un malade, a été décrite dans le premier chapitre de cet Essai; et la forme la plus ordinaire de ce Calcul est représentée Planche VIII, fig. 5.

La meilleure manière de se procurer cette substance pour en faire l'examen chimique, consiste à recueillir le sable blanc cristallin, que dépose l'urine des personnes chez lesquelles les phosphates terreux sont en excès, ce dépôt contenant toujours le Calcul de phosphate ammoniaco-magnésien plus ou moins pur.

La forme des cristaux est, suivant le docteur WOLLASTON, un prisme court à trois côtés, ayant un angle droit et les deux autres égaux, terminé par une pyramide à trois ou six faces. Ces cristaux sont très-peu solubles dans l'eau; mais ils se dissolvent facilement dans la plupart, si ce n'est dans tous les acides; et lorsqu'ils sont précipités de ces dissolutions, ils reprennent la forme cristalline. On peut obtenir, des dissolutions de ces cristaux par l'acide muriatique, du sel ammoniac par sublimation. Les dissolutions d'alcalis caustiques dégagent l'ammoniaque du sel triple, l'alcali se combinant avec une portion de l'acide phosphorique. Il est aisé de former, par des moyens syntétiques, un phosphate ammoniaco-mognésien artificiel; car en ajoutant de l'ammoniaque à une dissolution de magnésie dans l'acide phosphorique, le sel triple cristallin paraît immédiatement.

Calcul fusible. — IV. Ce fut TENNANT qui reconnut que le Calcul fusible, cette concrétion qui, à l'exception du Calcul urique, se rencontre plus fréquemment qu'aucune autre espèce, différait de la substance décrite par Schéele. Il trouva en effet, qu'au-lieu de se consumer presque entièrement au chalumeau, il s'en fondait une grande partie en un globule vîtreux blanc. Tennant n'avait pas poussé plus loin ses recherches sur ce sujet, lorsque le docteur Wollaston l'ayant repris, il s'assura de la nature chimique de cette espèce de Calcul, et il en rendit compte dans le même Mémoire, auquel j'ai souvent renvoyé, publié dans les Transactions philosophiques pour 1797.

Le Calcul fusible est ordinairement plus blanc et plus friable qu'aucune autre espèce. Il ressemble quelquefois beaucoup à une masse de craie laissant une poussière blanche sur les doigts, et il se sépare aisément en couches ou lames, dont les interstices sont souvent garnies de cristaux éclatans de phosphate ammoniaco-magnésien, ainsi qu'on l'avait déjà observé. D'autres fois il paraît sous la forme d'une masse blanchâtre spongieuse et très-friable, dans laquelle la structure lamelleuse ne se manifeste pas évidemment (planche VII, fig. 2). Les Calculs de cette espèce acquièrent souvent une grosseur considérable, et ils sont disposés à se mouler dans la cavité contractée de la vessie, prenant ainsi la forme particulière exprimée planche VII, fig. 1, dans laquelle la pierre se termine, à sa plus large extrémité, en une espèce de péduncule correspondant au col de la vessie, particularité de forme que je n'ai jamais observée dans aucune autre espèce de Calculs.

Quant à la composition chimique du Calcul fusible, il a été démontré de la manière la plus satisfaisante, par le docteur WOLLASTON, que c'est un mélange de phosphate ammoniaco-magnésien et de phosphate de chaux. Ces deux sels, qui, séparément, sont infusibles, ou à-peu-près, lorsqu'ils sont mêlés ensemble, se fondent aisément au chalumeau en un globule vîtreux. On obtient un résultat semblable, en mêlant ensemble une quantité convenable de phosphate ammoniaco-magnésien, artificiellement préparé, avec du phosphate de chaux, le mélange étant aussi intime que le Calcul fusible.

On peut reconnaître de diverses manières la composition du Calcul fusible. C'est ainsi qu'en le traitant, après l'avoir pulvérisé, avec l'acide acétique, ou avec de l'acide sulfurique, dont la pesanteur spécifique n'excède pas 0,1020, les cristaux du phosphate triple sont promptement dissous, tandis que le phosphate de chaux est à-peine attaqué. L'acide muriatique dissout ensuite aisément ce dernier phosphate, et laisse un petit résidu, consistant en acide urique, dont il se trouve toujours une portion mêlée avec le Calcul fusible. Cette portion est, en général, peu considérable; mais elle l'est tellement dans quelques cas, qu'elle donne au Calcul un caractère équivoque.

En saturant la dissolution acétique par le carbonate d'ammoniaque, les cristaux du phosphate triple peuvent être reproduits avec leur apparence caractéristique; et par une addition d'oxalate d'ammoniaque à la dissolution muriatique, la chaux peut être précipitée. Quant à l'acide phosphorique, sa présence peut être facilement rendue évidente, après la séparation de la chaux, en ajoutant à la liqueur qui reste une dissolution de muriate de magnésie, avec un peu de carbonate d'ammoniaque; il se forme alors du phosphate ammoniaco-magnésien, qui se précipite immédiatement sous sa forme ordinaire *. Le carbonate neutre est d'un emploi plus

---

* La présence de l'acide phosphorique peut aussi être rendue sensible, en le réduisant à l'état concret, au moyen du chalumeau, sur un petit morceau de platine laminé, l'acide donnant, dans ce cas, à la flamme une teinte verte particulière. On peut aisément,

convenable pour opérer cet effet que le sous-carbonate.

Les proportions des deux phosphates dans le Calcul fusible étant susceptibles de varier indéfiniment, ce Calcul diffère aussi beaucoup dans son degré de fusibilité. La proportion d'acide urique peut se reconnaître au moyen d'une lessive de potasse caustique, qui dissout la matière urique et dégage l'ammoniaque, mais sans agir sur les autres ingrédiens du Calcul.

On a déjà fait observer qu'il y a une très-grande disposition à formation de concrétions calculeuses autour de tout corps étranger quelconque qui a pu accidentellement pénétrer dans les voies urinaires, et l'opération de lithotomie a été assez souvent rendue nécessaire par une semblable circonstance.

C'est le cas qui s'est dernièrement présenté (ainsi que je l'ai appris du sieur James Maggrigor) à l'égard d'un soldat qui fut blessé, à la bataille de Waterloo, d'une balle de fusil qui se

---

par des procédés analogues, reconnaître la nature des parties composantes des Calculs; mais lorsqu'on a pour objet d'en déterminer exactement les proportions, il faut avoir recours à des opérations faites avec plus de soin, dont quelques-unes sont indiquées dans des Mémoires du docteur Wollaston, insérés dans les Transactions philosophiques, pour 1797 et 1810.

logea dans sa vessie. Ce soldat fut opéré de la taille à la manière ordinaire, pour l'extraction de cette balle, qu'on trouva recouverte d'une incrustation épaisse, que j'ai reconnue être de l'espèce du Calcul fusible.

Dans un grand nombre d'exemples de ce genre, qui sont venus à ma connaissance, je me suis assuré que les concrétions ainsi formées consistent dans les phosphates mêlés ou Calcul fusible. La matière calculeuse qui se dépose quelquefois entre le prépuce et le gland, et, en général, celle qui est disposée à se former, lorsque l'urine est retenue dans les passages, sont de la même nature; et l'accroissement de ces incrustations calculeuses est quelquefois extrêmement rapide. Ceci peut, au premier aperçu, paraître singulier; mais ce phénomène s'explique aisément, si l'on considère que l'urine devient toujours alcaline quelque temps après qu'elle a été évacuée, à raison du dégagement d'ammoniaque qui a lieu dès qu'il y a commencement de putréfaction, et que cette alcalescence est inévitablement accompagnée de la précipitation des phosphates contenus dans l'urine. Or, lorsque l'urine est retenue dans la vessie, ou par un obstacle mécanique, ou par l'irritation qu'occasionne un corps étranger, la décomposition dont il vient d'être parlé a nécessairement lieu avec les mêmes conséquences qui s'en suivent.

Calcul mural ou d'Oxalate de Chaux. — V. Avant que le docteur WOLLASTON eût fait l'analyse du Calcul mural, ainsi nommé à raison de sa ressemblance extérieure avec la mûre, on ne connaissait autre chose sur la nature de ce Calcul, sinon qu'il n'était pas, comme celui d'acide urique, soluble dans les alcalis. Le docteur WOLLASTON ayant soumis des Calculs de cette classe à l'analyse chimique, trouva qu'ils étaient composés d'oxalate de chaux, uni généralement avec un peu d'acide urique et de phosphate de chaux. En traitant le Calcul en poudre par une dissolution de potasse caustique, l'acide urique était séparé en totalité; en ajoutant alors de l'acide phosphorique, le phosphate de chaux était dissous; et le résidu, après avoir été bien lavé, était décomposé par l'acide sulfurique, l'affinité de cet acide pour une portion de la chaux étant supérieure, même à celle de l'acide oxalique. Il se formait donc du sulfate de chaux, et l'acide oxalique, mis ainsi en liberté, se reconnaissait aisément à son mode de cristallisation et par ses autres propriétés.

Les Calculs de cette espèce, lorsqu'ils ont été

réduits en poudre fine, sont solubles à l'aide de la chaleur, dans les acides muriatique et nitrique. Les alcalis caustiques ne décomposent pas le Calcul mural ; mais en le traitant avec les carbonates alcalins, l'alcali se combine avec l'acide oxalique, et l'acide carbonique avec la chaux. (FOURCROY, *Systême des Connaissances chimiques*, édition *in-4.°*, vol. V, p. 522.) La présence de la chaux dans ce Calcul se reconnaît aisément en le soumettant à une chaleur rouge ; l'acide oxalique est volatilisé et détruit, et le résidu blanc est de la chaux à l'état caustique ; ainsi qu'on peut aisément s'en assurer par les réactifs ordinaires.

Quoique ce Calcul ait été désigné par la dénomination de *mural*, à raison de sa forme singulière, présentant à sa surface des tubercules analogues aux tubercules des mûres, on rencontre cependant un grand nombre de concrétions de cette classe, qui, loin d'avoir l'aspect de la mûre, sont lisses d'une manière remarquable, et faiblement colorées, comme l'échantillon représenté planche VIII, fig. 6, de manière à ressembler, par la teinte aussi bien que par le poli, à un grain de chenevis *.

---

* Cette variété de Calcul est probablement toujours d'origne rénale ; au-moins l'a-t-on fréquemment trouvé dans les reins

D'après cette circonstance , il y a lieu à conjecturer que la couleur foncée des Calculs à tubercules, tels que celui de la planche VII, fig. 4, peut être due à du sang , dont l'inégalité de leur surface aurait produit l'évacuation.

Il peut être digne de remarque que dans le cours des quatre dernières années, j'ai rencontré trois Calculs muraux rendus par trois personnes différentes, ayant une apparence cristalline distincte ; ils étaient tous d'un brun pâle ; et quoiqu'à la première vue , les cristaux dont leur surface était composée, eussent l'apparence de simples lames carées , on reconnaissait, en les examinant plus attentivement, qu'ils étaient des octaèdres très-aplatis. Ces cristaux furent examinés par le docteur Wollaston, qui les considéra comme une variété curieuse qui n'avait point encore été décrite ; aucun d'eux n'excédait la grosseur d'un pois.

Calculs d'Oxide cystique. — VI. Ce fut le docteur Wollaston qui découvrit le Calcul d'oxide

---

après la mort. Il paraît que les personnes qui ont évacué cette espèce de concrétion, sont beaucoup moins sujettes à ce que la maladie se représente, que celles qui sont affectées du Calcul d'acide lithique. C'est une remarque intéressante de M. William Brande, qui coïncide pleinement avec ma propre observation. (*Transactions philosophiques* pour 1808, page 238.)

cystique, et en donna pour la première fois la description dans les Transactions philosophiques pour 1810. Le premier échantillon qu'il eut occasion d'examiner lui fut remis par feu le docteur REEVE de Norwich, et bientôt après il en trouva un autre dans la collection de l'hôpital de Guy.

Le docteur WOLLASTON observe, que dans son apparence extérieure, le Calcul d'oxide cystique ressemble beaucoup plus au phosphate ammoniaco-magnésien qu'à aucune autre espèce de Calculs; mais il est plus compacte, ne consiste point dans des lames distinctes, et paraît comme une masse confusément cristallisée à travers sa substance. Il a une demi-transparence jaunâtre et un éclat particulier, comme celui d'un corps ayant une densité à un haut degré réfringente *. Au chalumeau, ce nouveau Calcul donne une odeur fétide particulière, entièrement différente

---

* Ces apparences ont été exactement représentées dans la Planche VIII, fig. 1 et 2, dont l'une offre l'aspect extérieur, et l'autre une section interne du Calcul. Cette Planche a été exécutée d'après l'échantillon dont il a déjà été parlé, faisant partie de la Collection de l'hôpital de Guy ; et l'on peut remarquer, en addition aux caractères indiqués par le docteur WOLLASTON , qu'il existe, dans cet échantillon, une espèce de noyau central, paraissant être, quoique de la même nature chimique, plus dense et moins cristallin dans son tissu que le reste de la masse; et la limite entre ces deux parties du Calcul est distinctement tracée.

de celle qu'exhale en pareil cas l'acide urique, et cette odeur ne ressemble, dans aucun instant de l'exposition au chalumeau, à celle d'acide hydrocyanique. A la distillation en vaisseaux clos, il fournit du carbonate d'ammoniaque, en partie fluide, et en partie solide, d'une odeur très-désagréable, et une huile pesante fétide ; il reste un charbon noir spongieux, en proportion beaucoup plus petite que celui que laisse l'acide urique.

Le Calcul d'oxide cystique est si facilement attaquable par les réactifs chimiques, que c'est par l'énumération du petit nombre des corps, à la faible action desquels il peut résister, qu'on établit le mieux ses caractères distinctifs. Ces corps, qui ne peuvent pas le dissoudre, ou que dans une très-petite proportion , sont l'eau, les acides acétique, tartrique et citrique, ainsi que le carbonate neutre d'ammoniaque.

Ce Calcul se dissout abondamment, au contraire, dans un très-grand nombre de corps, tels que les acides muriatique, nitrique, sulfurique, phosphorique et oxalique ; dans la potasse, la soude, l'ammoniaque, l'eau de chaux, et même dans les carbonates neutres de potasse et de soude. Lors donc, qu'il s'agit de séparer le Calcul de sa dissolution dans des acides, le carbonate neutre d'ammoniaque est ce qui convient le mieux d'employer à cet effet, comme n'étant pas capable de redissoudre le précipité, même étant ajouté en excès ; et, par cette raison aussi, ce sont les acides acétique et citrique, dont on se sert avec le plus d'avantage pour le précipiter de ses dissolutions alcalines.

Ses combinaisons avec les acides cristallisent en aiguilles déliées partant d'un centre, et se dissolvant aisément dans l'eau. Les composés qu'il forme avec les alcalis sont en petits cristaux granulaires.

Pourquoi il a été ainsi nommé. — Ce Calcul paraît donc avoir de commun avec les oxides, qu'il est disposé à s'unir et avec les acides et avec les alcalis. Et la preuve qu'il contient de l'oxigène (quoiqu'en trop petite quantité pour lui donner les propriétés acides) , résulte de la formation d'acide carbonique qui a lieu lorsqu'on le distille. C'est d'après ces faits bien établis , que le docteur WOLLASTON considéra cette substance comme étant un oxide ; et à raison de ce que, dans les deux seules occasions qui s'étaient présentées à lui d'observer ce Calcul, il avait été retiré de la vessie, il lui donna le nom d'*oxide cystique.* Bientôt après, le docteur HENRY trouva , dans une collection qui lui appartient, deux Calculs de cette description;

6*

et dans ces dernières années, j'ai eu trois fois
l'occasion de découvrir l'oxide cystique. Ces cas
offrant des particularités intéressantes, et propres
à éclairer sur l'origine de cette espèce de Calculs, je vais les exposer succinctement.

*Exemples d'Oxide cystique trouvé dans les
reins.* — Le premier de ces Calculs me fut remis,
il y a environ trois ans, pour l'examiner, par
M. BIRKITT, libraire, âgé d'environ trente ans, qui,
conjointement avec M. NEWINGTON, chirurgien
qui l'avait soigné, me donna les détails suivans :
M. BIRKITT fut affecté pour la première fois, il y a
environ douze ans, de symptômes de la pierre,
dont il fut opéré, environ deux ans après, par
feu M. YOUNG. Il y avait alors trois ans que le
Calcul qu'il me présenta avait été extrait. Il
ressemblait beaucoup, dans son aspect extérieur, à l'échantillon de la planche VIII, fig. 1
et 2 ; et en l'examinant attentivement, j'acquis
la conviction qu'il était exactement de la même
nature. M. BIRKITT me fit voir, en-même-temps,
un grand nombre de Calculs plus petits, qui paraissaient être tous de la même nature chimique, et qu'il avait rendus par l'urètre, à différentes époques, avant et après l'opération. Mais
la circonstance la plus remarquable de son récit
fut, que l'évacuation de ces pierres avait été

constamment précédée de douleur dans le rein
gauche, se prolongeant en bas vers les urétères, et
suivant, comme je le pense, le cours de la pierre ;
mais jamais il n'avait éprouvé de douleur à l'extrémité du pénis, ou au col de la vessie. Sa santé
était, en général, bonne, excepté dans le temps
où un Calcul descendait dans la vessie. Il n'avait
eu, depuis l'opération, aucun des symptômes de
pierre dans la vessie, les Calculs étant en général
évacués immédiatement, à mesure qu'ils descen-
daient des reins. Il n'avait pas non plus éprouvé
d'incommodité dans l'endroit où il avait été taillé,
si ce n'est qu'un Calcul, quoique petit cependant,
y étant venu en contact avant d'avoir été évacué :
il en résulta une sensation désagréable.

Ayant eu, au mois de juin 1817, l'occasion de
voir M. Birkitt, il m'apprit, qu'au total, sa santé
continuait à être bonne ; que ses atteintes de
douleur, avant l'évacuation des Calculs, qui
avaient ordinairement lieu une fois en six mois,
étaient devenues beaucoup moins vives ; et que
l'hémorragie avait cessé, quoique l'évacuation de
matière calculeuse, en petites quantités, fût
même plus fréquente qu'auparavant, peut-être
environ une fois par mois. Il ajouta qu'il était
plutôt sujet à la dyspepsie, mais qu'il n'avait
jamais été tourmenté d'aigreurs.

Ce cas offre donc un exemple distinct d'origine rénale dans un Calcul d'oxide cystique, origine contraire à la supposition d'après laquelle ce Calcul a été nommé ainsi.

Le second exemple que j'eus de Calcul cystique fut celui de M. W. L., âgé d'environ trente ans, qui mourut l'année dernière dans les environs de Londres, avec des symptômes de Calculs rénaux. Son corps ayant été ouvert par M. HAMMOND, chirurgien, on trouva dans les reins un certain nombre de Calculs. Ils me furent remis par M. ASTLEY COOPER; et, en les examinant, je m'assurai qu'ils consistaient en oxide cystique pur. Un de ces Calculs, représenté planche VIII, fig. 3, s'était moulé sur l'entonnoir dilaté, dans lequel on le trouva, de manière à offrir, par sa forme, une preuve permanente de son origine.

Ayant appris que le frère aîné de M. W. L. était aussi mort, depuis peu, avec des symptômes de Calculs, je m'adressai, pour avoir des renseignemens particuliers à ce sujet, à son chirurgien, M. VAUX, qui l'avait traité pendant sa dernière maladie, et il voulut bien me donner les détails suivans : — La personne dont il s'agit était âgée de trente à quarante ans. Elle avait accidentellement rendu de petites pierres provenant de sa vessie, avec plus ou moins d'incommodité, et elle avait été tourmentée par une maladie de la prostate ; mais à l'époque de sa mort, elle n'éprouvait pas d'incommodité particulière dans la vessie, et ne s'apercevait d'aucune altération dans la sécrétion de l'urine. On n'avait eu d'autre éveil sur son danger, qu'un accès de fièvre avec transport, dont il fut pris subitement, comme étant dû à une grande cause d'irritation ; et cependant, sans aucune douleur particulière. Dans cet état, ses facultés vitales s'affaiblirent rapidement, et il mourut dans peu de jours. Son corps fut ouvert, et l'on reconnut qu'un des reins était réduit à l'état d'un petit kiste, sans aucun reste distinct de tissu organique qui eût pu servir à le faire reconnaître, si ce n'est son attache à l'urétère. On trouva l'autre rein dilaté, et contenant plusieurs Calculs de l'espèce cystique, ainsi que je m'en assurai par examen chimique. Un de ces Calculs avait pris, comme dans l'exemple se rapportant au frère, la forme de la cavité du rein d'où il fut extrait. Il ne se rencontra aucun Calcul dans la vessie. La prostate était considérablement dilatée, et contenait plusieurs Calculs, dont un, que j'eus l'occasion d'examiner, était composé comme à l'ordinaire, c'est-à-dire, de phosphate de chaux.

J'ai appris, qu'un troisième frère de ce M. Wil-

LIAM L. , qui mourut en Irlande , était aussi affecté de Calculs, dont il en fut extrait un de son urètre , par M. VAUX ; mais malheureusement, l'identité de ce Calcul, dans la collection de M. VAUX , ne pouvant être reconnue avec certitude, il ne m'a pas été possible d'obtenir aucun autre document sur ce cas.

D'après ce qui vient d'être dit, il paraît incontestable que, dans les trois exemples qui m'ont fait rencontrer des Calculs composés d'oxide cystique, chacun d'eux avait une origine rénale, tandis que je ne peux citer que deux cas* où cette espèce de Calcul ait été trouvée formée dans la vessie ; et même, à l'égard de ceux-ci, il n'y a aucune preuve que les Calculs n'aient pas pris leur origine dans les reins, d'où ils seraient tombés dans la vessie. Le nom *d'oxide vénal* ou *néphrétique* serait donc plus approprié ; mais comme il y a en général infiniment moins d'inconvénient, en chimie, à conserver un nom qui n'est pas strictement exact, qu'à changer des dénominations une fois établies, je ne me sens pas disposé à proposer aucun nom nouveau pour l'oxide cys-

---

* L'échantillon envoyé par le docteur HENRY au docteur WOL-LASTON, depuis la publication du Mémoire de ce dernier savant, paraît avoir aussi été retiré de la vessie.

tique. Je dois remarquer seulement, à ce sujet, que tous les Calculs d'oxide cystique que j'ai vus, provenant de cinq personnes différentes, étaient d'une pureté remarquable, et dégagés de tout autre ingrédient [1]. Il paraîtrait donc que la diathèse oxide cystique, si je puis m'exprimer ainsi, a une tendance plus exclusive, relativement à la formation d'autres sortes de Calculs, que les autres espèces de concrétions urinaires.

Calculs composés en couches. — VII. Il arrive souvent, ainsi que j'ai déjà eu l'occasion de le remarquer, que des concrétions urinaires sont formées de différentes espèces de dépôts calculeux, disposés en couches autour d'un noyau commun. Ainsi, des couches d'acide urique alternent fréquemment avec des couches d'oxalate de chaux, comme dans le Calcul mural, fig. 5, planche VII; ou avec les phosphates, comme dans l'échantillon fig. 4, planche VI, dans lequel on peut distinguer une croute crayeuse à la surface [2]; quelquefois aussi, le Calcul mural

---

[1] Le docteur WOLLASTON observe cependant qu'un des deux échantillons qu'il examina, était recouvert d'une enveloppe de phosphate de chaux.

[2] Cette croûte ne couvre souvent qu'une portion de la pierre, l'autre portion étant préservée du dépôt calculeux par les menbranes de la vessie qui sont en contact avec lui.

alterne avec les phosphates, comme dans la fig. 3, pl. VII; et dans un petit nombre de cas, trois ou même quatre espèces de Calculs se rencontrent dans la même pierre, disposés en lames concentriques distinctes. Tel est le cas dans l'intéressant échantillon que nous avons déjà cité, fig. 8, planche VIII, dans lequel on peut distinguer facilement l'acide urique au centre, le phosphate de chaux pur immédiatement après, puis l'oxalate de chaux, et enfin la croûte fusible enveloppant toute la concrétion.

Cette alternation de différentes espèces de Calculs peut, au premier aperçu, paraître devoir opposer de grandes difficultés au succès de nos tentatives, lorsque nous cherchons à traiter les affections calculeuses d'après des principes chimiques. Mais, d'un autre côté, le courage se soutient un peu, en observant que, puisque des variations accidentelles dans l'état du corps, peuvent produire un changement total dans la nature des secrétions urinaires, il est de toute probabilité que la médecine peut fournir les moyens d'opérer de semblables changemens; et que, par conséquent, il n'est pas déraisonnable d'espérer qu'à quelque époque future, nous pourrons acquérir de plus grandes connaissances sur ces secrétions morbifiques.

Calculs composés non stratifiés. — VIII. Si, par la dénomination de Calculs composés, ayant leurs ingrédiens intimement mêlés, je désignais tous les Calculs qui contiennent des ingrédiens différens, cette classe comprendrait presque toutes les concrétions urinaires; car il est difficile de rencontrer un Calcul quelconque, dans lequel on ne puisse pas découvrir quelques traces d'acide urique, ou des phosphates; mais je propose de rapporter spécialement à cette dénomination, ceux des Calculs qui n'ont pas de caractères distincts qui puissent les faire considérer comme appartenant à aucune des autres espèces. Heureusement, les Calculs de cette sorte sont comparativement rares. On peut quelquefois, cependant, les reconnaître à leur figure plus ou moins irrégulière, à leur couleur moins déterminée, à ce qu'ils sont ou non stratifiés, ou d'une manière moins distincte, et enfin à ce que souvent ils sont très-durs. Lorsqu'on soumet ces Calculs aux opérations de l'analyse, ainsi que nous l'exposerons en détail dans un chapitre suivant, on obtient des résultats confus, qui dénotent bientôt leur nature composée.

Calculs de la Glande prostate. — IX. Il se forme assez fréquemment dans la glande prostate des Calculs, dont les symptômes, décrits dans

une autre partie de cet Essai, sont souvent
pris, par erreur, pour l'effet de présence de
pierres dans la vessie ; et si on évacue de ces
Calculs, leur aspect ressemble tellement à celui
de concrétions d'acide urique, qu'à-moins d'en
reconnaître la nature chimique, on les prendra
presque infailliblement, par erreur, pour des
Calculs de cette dernière espèce [1]. Il convenait
donc d'avoir des notions distinctes relativement
à la composition de ces pierres ; et c'est encore
le docteur WOLLASTON qui a reconnu le premier [2]
qu'elles sont toutes composées de phosphate
de chaux, non distinctement stratifiées, et
teintes par la sécrétion de la glande prostate. Le phosphate de chaux, dans cette
concrétion, est à l'état neutre, sans surabon-
dance de terre calcaire, comme dans la terre
d'os. La grosseur de ces pierres varie de celle
d'une tête d'épingle à celle d'une noisette. Leur

---

[1] Quelquefois aussi il se commet une erreur en sens contraire ;
et, à cette occasion, je rappèle le cas d'un ministre étranger, qui,
ayant rendu, pendant qu'il était confié aux soins d'un chirurgien
des plus distingués de Londres, un certain nombre de petites concrétions brunes, prises par erreur pour des Calculs de la prostate, fut traité pendant quelque temps d'après cette supposition.
Ayant cependant été appelé pour examiner ces Calculs, je trouvai
qu'ils consistaient en acide urique pur ; et le traitement propre à
cette espèce de Calculs ayant été adopté, les douleurs disparurent
bientôt entièrement.

[2] Trans. philos. pour 1797.

forme est plus ou moins sphéroïdale; leur couleur est le brun jaunâtre, ainsi qu'on peut le voir fig. 2, planche IX, dans laquelle est représentée une section de la prostate malade avec les Calculs contenus dans les cellules dilatées de la glande [1]. La fig. 1 de la même planche présente une autre forme de la maladie de la prostate; là, les Calculs sont renfermés dans un kiste, formé dans le lobe droit de la prostate dilatée; et les deux Calculs représentés de chaque côté de la figure 2, furent retirés de cette glande [2]. Le changement dans la structure, fig. 2, est la forme la plus ordinaire de la maladie.

Lithiate ou Urate d'Ammoniaque. — Je viens de présenter l'exposé des différentes espèces de Calculs qui appartiennent ou se rapportent aux voies urinaires, à l'exception de deux qui m'ont paru être nouvelles et particulières, que je décrirai dans le chapitre suivant. Il en est un autre, que Fourcroy à mis au nombre des Calculs urinaires, sous le nom d'*urate d'ammoniaque*, dans

----

[1] La préparation est à l'hôpital Saint-Barthélemy, et fait partie de la Collection de M. ABERNETTY, qui a bien voulu m'en laisser prendre le dessin. C'est la même dont on obtint les Calculs décrits dans le Mémoire du docteur WOLLASTON.

[2] C'est le même cas que celui dont j'ai déjà eu l'occasion de parler. Le nom du malade était WILD; et M. A. COOPER est en possession de la préparation.

sa classification faite avec beaucoup de soin
de ces concrétions; mais comme ni le docteur
Wollaston, ni M. Brande, n'ont pu parvenir
à reconnaître l'existence de ce Calcul dans aucun de ceux qu'ils ont examinés; et comme je
l'ai aussi cherché en vain dans les diverses collections auxquelles j'ai pu avoir recours, je ne
l'ai point admis dans mon énumération de ces
corps; que néanmoins, l'urate d'ammoniaque
est quelquefois sécrété par les animaux : c'est ce
que j'ai eu dernièrement l'occasion d'observer
dans les excrémens, ou, ce qui serait peut-être
plus convenablement appelé, l'urine de la grande
espèce de serpent, connu sous le nom de *boa
constrictor*, comme j'aurai ci-après occasion de
le remarquer. Je suis donc très-éloigné de nier
que l'urate d'ammoniaque ne puisse accidentellement exister dans les Calculs urinaires de
l'homme, lorsque surtout sa présence y a été reconnue, à l'appui de l'assertion de Fourcroy, par
l'associé à ses travaux, M. Vauquelin[*], dont
l'exactitude d'observation est si généralement
connue; mais j'avoue que je ne suis point satisfait
des caractères distincts qu'on a assignés à cette

---

[*] Le docteur Prout, de Londres, vient de publier, dans le
troisième volume des Transactions Médico-Chirurgicales, un
Mémoire dans lequel il affirme, qu'il vient d'analyser un Calcul
urinaire, composé de lithiate d'ammoniaque presque pur.

substance, spécialement lorsque la présence fréquente, dans les Calculs d'acide urique, de l'urée et du phosphate triple, qui, l'un et l'autre, fournissent de l'ammoniaque en abondance, a pu donner lieu aux résultats analytiques desquels on a conclu l'existence de l'urate d'ammoniaque. M. BRANDE a fait voir, d'une manière satisfaisante (*Trans. Philos.* 1808, pag. 230), la possibilité de cette circonstance ; mais je ne pense pas que ses observations, à ce sujet, aillent jusqu'à prouver que les résultats dont il s'agit, ne *pussent pas* avoir été produits par de l'urate d'ammoniaque.

CHAPITRE IV.

Histoire de deux Calculs qui ne peuvent être rapportés à aucune des espèces décrites jusqu'à présent.

CALCUL qui n'a pas été décrit. — Dans le nombre des Calculs urinaires que j'ai eu occasion d'examiner, j'en ai rencontré deux qui m'ont paru différer, dans leurs propriétés, de tous ceux jusqu'à présent décrits ; et que, par conséquent, je suis porté à considérer comme constituant deux espèces nouvelles et distinctes. Cependant, comme je n'ai encore trouvé qu'un seul exemple de chacune de ces variétés, il est possible qu'elles soient des productions accidentelles et isolées ; et à-moins que dans des recherches ultérieurement faites, il se présente d'autres Calculs semblables, ces espèces ne mériteraient guère qu'il en fût fait mention.

Le premier des Calculs dont il s'agit, me fut remis, il y a quelques années, par mon ami et collègue, le docteur BARINGTON, qui l'avait reçu d'un de ses malades, et désirait en connaître la composition. Je lui annonçai que ce Calcul me paraissait être une substance de nature douteuse, qui était soluble dans les acides et dans les alcalis ; mais il se passa beaucoup de temps avant que je pusse m'en occuper davantage ; et lorsqu'en l'examinant par la suite plus attentivement, j'eus lieu de reconnaître qu'il était probablement une espèce nouvelle : le docteur BARINGTON avait malheureusement oublié le nom du malade, et perdu de vue les circonstances relatives à ce Calcul.

Ses propriétés. — 1. Sa forme, dans son entier, était celle d'un sphéroïde allongé. Il ne pesait qu'environ 8 grains (5 décigrammes).

2. Son tissu est compacte, dur et lamelleux ; sa surfase lisse. Il est d'une couleur de canelle rougeâtre, qui est beaucoup exaltée par une addition d'alcali caustique au Calcul réduit en poudre. On apercoit, entre les lames rouges, de faibles linéamens blanchâtres.

3. Exposé au chalumeau, il pétille, se fend en petits morceaux, devient noir, et finit par se consumer, en ne laissant qu'une très-petite quantité de cendre blanche. L'odeur qu'il exhale est celle d'une substance animale. Cette odeur est particulière, et quoique faible, peu aisée à

7

définir. Elle n'a aucune ressemblance, ni avec celle de l'acide urique, ni avec celle de l'oxide cystique.

4. Soumis à la distillation destructive, il pétille, se fend en petits fragmens écailleux, noircit, et émet une liqueur ammoniacale fétide, qui laisse cristalliser, par refroidissement, du carbonate d'ammoniaque; et une huile jaunâtre pesante.

5. Lorsqu'on réduit, en le raclant, ce Calcul en poudre impalpable, et qu'on fait bouillir cette poudre dans l'eau, elle s'y dissout en plus grande partie, et cette dissolution rougit légèrement le papier de tournesol. En décantant alors la liqueur claire, et en laissant refroidir, elle se couvre d'une membrane blanche floconneuse, qui, en se déposant graduellement, forme une incrustation de la même couleur; et si, pendant que ce dépôt a lieu ainsi, ou au moment où il va s'opérer, on raie les parois du verre avec un instrument pointu, il se produit, comme dans le cas du phosphate ammoniaco-magnésien, des linéamens blancs aux points de contact.

6. La potasse caustique dissout très-promptement ce Calcul, et il peut être précipité de cette dissolution par l'acide acétique, pourvu qu'on ne l'ajoute pas en grand excès. Il est soluble aussi

dans l'ammoniaque et dans les sous-carbonates alcalins.

7. Les acides minéraux le dissolvent aussi, quoique beaucoup moins promptement que les alcalis; de sorte qu'on peut douter si leur action sur le Calcul ne résulte pas seulement de l'eau qu'ils contiennent.

8. Les résidus de sa dissolution, dans les acides muriatique et sulfurique, sont blancs; et, autant que j'en pus juger par les petites quantités du Calcul qu'il me fut possible de consacrer à des expériences, il ne se forma point de cristaux distincts. L'acide sulfurique concentré ne noircit pas ce Calcul.

9. Lorsqu'on évapore à siccité la dissolution de la substance nouvelle dans l'acide nitrique, le résidu prend une couleur vive de citron. Ce résidu jaune est soluble en partie dans l'eau, à laquelle il communique sa couleur. L'addition d'un acide la fait disparaître; mais si l'on ajoute de la potasse caustique à la substance jaune, elle tourne à l'instant au rouge plus ou moins intense, suivant que la potasse est étendue; et, par l'évaporation, la couleur prend une teinte brillante de cramoisi, qui, cependant, disparaît en ajoutant

7 *

de l'eau, la couleur jaune étant alors reproduite, et restant parfaitement transparente. L'action préalable de l'acide nitrique sur la substance calculeuse, est nécessaire pour que ces singuliers changemens s'opèrent ; car si on la traite avec la potasse, lorsqu'elle est pure, telle qu'elle est déposée par l'eau, il ne se produit aucun changement de couleur.

10. La nouvelle substance est insoluble dans l'alcool et dans l'éther.

11. Elle ne se dissout qu'en très-petite quantité dans l'acide acétique.

12. Elle est insoluble, ou à-peu-près, dans l'acide oxalique.

13. Elle paraît être insoluble, ou à-peu-près, dans le bi-carbonate de potasse et le carbonate saturé d'ammoniaque.

Ses Caractères distinctifs. — Au total, ce Calcul semble être une substance *sui generis,* et on trouvera probablement qu'elle peut être, avec raison, considérée comme un oxide, quoiqu'elle soit certainement beaucoup moins soluble dans les acides que l'oxide cystique.

Elle se dissout dans l'eau, en quantité plus considérable que l'acide urique, et elle se distingue pleinement de cet acide par la couleur de citron qu'elle produit avec l'acide nitrique ; et par son odeur, lorsqu'elle brûle.

On distingue aussi facilement ce Calcul de celui d'oxide cystique, puisque cet oxide fournit un résidu blanc par l'évaporation à siccité de sa dissolution nitrique ; il a de plus, lorsqu'on le brûle, une odeur qui lui est tout-à-fait particulière, il n'est point formé de lames, et il est un peu plus soluble dans les alcalis, et beaucoup plus dans les acides, que la substance nouvelle dont il s'agit. S'il pouvait rester aucun doute, relativement à la nature particulière de ce Calcul, j'ajouterais que le docteur Wollaston et le docteur Prout, ont examiné l'un et l'autre ses propriétés principales, et qu'ils ont annoncé avoir la conviction qu'il ne pouvait être rapporté à aucune des espèces de Calculs jusqu'à présent décrites.

Nom proposé. — Il est si difficile de donner à une substance nouvelle un nom approprié, et qui ne soit pas susceptible d'objection, que j'hésite à en proposer un pour celle-ci, lorsqu'il se peut surtout qu'une production semblable

ne soit jamais remarquée ; il m'est cependant
venu à l'idée de la nommer *Calcul xanthique*,
de ξαυθικος jaune, parce que ce terme fait allusion à une propriété marquante, et probablement caractéristique de la substance dont il
s'agit, celle de former, par l'action de l'acide
nitrique, un composé de couleur jaune, en ce
que, d'ailleurs, ce terme ne donne lieu à aucune notion systématique relativement à sa
composition.

Autre Calcul non décrit. — L'autre concrétion urinaire, qui n'a pas encore été décrite,
est un Calcul sphérique, de la dimension d'un
gros pois, qui me fut envoyé, il y a environ
quatre mois, par M. ASTLEY COOPER, avec une
note qui y était annexée, portant cette question : « Est-il d'acide urique ou d'oxide cystique » ? Après un léger examen, je répondis qu'il
n'était ni de l'une ni de l'autre espèce, mais
qu'il paraissait formé d'une matière animale
durcie, probablement de nature albumineuse ;
l'ayant ensuite examiné avec plus d'attention, je
lui reconnus les propriétés suivantes :

1. Il était d'un brun jaunâtre, ressemblant un
peu à la couleur de la cire d'abeilles, et sa dureté

était à-peu-près comme celle de cette substance. Sa surface était inégale, mais sans être rude au toucher. Sa texture était plutôt fibreuse que stratifiée, et les fibres semblaient partir du centre. Il était un peu élastique.

2. Exposé à la flamme d'une lampe à esprit-de-vin, il prit feu, se gonfla, noircit, et finit par passer à l'état d'une masse carbonacée spongieuse, légère. Il exhalait, en brûlant, une odeur animale, qui n'avait aucun rapport avec celles du Calcul d'acide urique, des Calculs cystique, ou xantique.

3. Il était insoluble dans l'eau et dans l'acide muriatique; mais en le faisant bouillir avec de l'alcali caustique, il formait une solution savonneuse, d'où la substance dont il s'agit était précipitée par l'acide muriatique.

4. L'acide nitrique dissolvait cette substance, quoique moins promptement que le Calcul d'acide urique et le Calcul d'oxide cystique; mais cette dissolution, évaporée à siccité, ne produisait aucune nuance de couleur rouge ou jaune quelconque.

5. Lorsqu'on fit bouillir la substance dans de l'acide acétique très - étendu , elle se gonfla

considérablement d'abord , mais à la fin, elle fut dissoute ; et en ajoutant ensuite du prussiate de potasse à cette dissolution , il se forma un précipité jaune *.

Nom proposé. — Toutes ces propriétés correspondent exactement à celles de la fibrine ; et par conséquent, si la fréquence de concrétions semblables rendait nécessaire de leur donner un nom , je pense que celui de *Calculs fibrineux* leur pourrait être convenablement appliqué.

Cas de Calcul fibrineux. — En attendant, il peut être utile de faire connaître quelques particularités que je recueillis du malade lui-même, dans un cas de Calcul fibrineux. Ce malade , qui me paraissait être âgé de cinquante à cinquante-cinq ans , a été tourmenté , pendant les deux ou trois dernières années , de symptômes de Calculs urinaires , se manifestant fréquemment par des paroxismes , pendant lesquels il souffrait beaucoup , et dont il avait été déjà plusieurs fois atteint. Il n'a jamais éprouvé aucune douleur dans les reins ou dans les urétères ; mais dans les paroxismes , il ressent une grande dou-

---

* M. Berzelius a le premier indiqué le prussiate de potasse, comme réactif important pour la fibrine.

leur et irritation vers le col de la vessie ; son urine est sanguinolente, et passe souvent avec difficulté. Il éprouve aussi de la douleur à l'extrémité du pénis. C'est avec toutes ces circonstances de souffrance, qu'il a déjà rendu trois Calculs de l'espèce que je viens de décrire, et tous les trois à-peu-près de la même grosseur. Chaque fois, après que la pierre a été évacuée, la douleur cède. La dernière fois, à la suite d'un paroxisme d'une grande souffrance, la pierre fut trouvée dans le lit du malade, ayant passé sans qu'il l'ait sentie. Dans les intervalles entre les paroxismes, il éprouvait beaucoup d'incommodité du cahotage d'un transport des pierres, mais autrement, il ne ressent pas de douleur ; il n'a pas des envies très-fréquentes d'uriner, et son urine ne présente, dit-il, aucune apparence morbide, si ce n'est qu'elle est quelquefois d'une teinte noirâtre. Ce malade a eu, à différentes époques, recours aux remèdes alcalins, et il en a éprouvé de bons effets. Il fait actuellement usage de magnésie et d'*uva ursi,* avec quelqu'apparence de succès *.

---

* J'ai entendu parler de nouveau de cette personne, au moment où cette seconde Édition allait être sous presse (décembre 1818) ; elle n'avait évacué aucun autre Calcul, mais elle continuait d'éprouver des symptômes de maladie de la vessie.

CHAPITRE V.

De la Fréquence comparative des différentes espèces de Calculs urinaires.

D*IFFICULTÉ de la Recherche.* — Quoiqu'il soit probable qu'en acquerrant quelque connaissance exacte sur cette différence comparative, on ne sera conduit à aucune conséquence pratique immédiate, cette connaissance est néanmoins un objet de grande curiosité et de beaucoup d'intérêt. Il se présente, cependant, dans une recherche de ce genre, une difficulté inévitable, celle d'établir des caractères précis de distinction entre des espèces de nature composée, qui, par conséquent, sont souvent mal définies, et même quelquefois se fondent l'une dans l'autre par gradations insensibles. Cet empêchement à ce que des documens comparatifs réguliers soient obtenus, ne pourrait être entièrement écarté que par des analyses d'une exactitude telle, que peut-être il n'en sera jamais fait de semblables. Mais en nous contentant d'approximations, ou vues générales de classification, et en nous abstenant de toute considération de théorie, nous pouvons encore parvenir à des résultats intéressans. Des 506 Calculs dont se compose la précieuse collection de Norwich, dont j'ai si souvent fait mention, je n'ai pu en examiner chimiquement que 181, pendant le temps que j'y passai dans cette vue. Mais ce nombre me parut devoir suffire pour en déduire des conclusions assez exactes sur l'état général de cette collection, ayant surtout eu soin de choisir à dessein les échantillons soumis à l'examen, parmi ceux de diverses époques. C'est tout ce que je peux offrir de document le plus étendu ; mais je dois faire observer, que quand les échantillons étaient entiers, ce qui se rencontrait fréquemment, je ne pouvais reconnaître que la nature de la surface externe, à moins que la couche contigüe à cette surface ne présentât des points suffisamment découverts pour permettre l'examen.

Vue sommaire des Résultats. — Le tableau suivant présente les résultats que j'ai obtenus, avec le nombre des morts appartenant à chaque espèce.

ESPÈCES DE CALCULS.	LEUR NOMBRE.	MORTS.	PROPORTION des Cas funestes.		
1. Calculs d'acide urique dans lesquels le caractère était bien défini, et l'acide urique manifestement prédominant.............	66	9	1 sur	7	$\frac{1}{5}$
2. Calculs composés de phosphate de chaux, ou pur, ou alternant avec du phosphate triple.......	4	»	»	»	
3. Calculs fusibles, souvent mêlés de phosphate triple............	49	8	1 sur	6	$\frac{1}{8}$
4. Calculs muraux................	41	2	1 sur	20	$\frac{1}{2}$
5. Calculs formés de couches distinctes alternantes, savoir : Calcul urique et mural... 15, Calcul mural et triple..... 1, Calcul fusible et urique... 1, Calcul fusible et mural.... 2	19	6	1 sur	3	$\frac{1}{6}$
6. Calculs mélangés d'une manière indéfinie, n'étant pas disposés en couches distinctes.............	2	»	»	»	
	181	25	1 sur	7	$\frac{1}{4}$

Conclusions. — Il paraîtrait donc, d'après ce tableau, que le Calcul d'acide urique, que SCHÉELE supposait être la seule espèce de concrétions urinaires, ne constitue guère que le tiers du nombre total des pierres qui se rencontrent dans les voies urinaires, et que c'est le Calcul fusible qui vient après, sous le rapport de la fréquence. Il en résulte aussi que les nombres, soit de Calculs fusibles, soit de Calculs muraux, ne s'élèvent qu'aux deux tiers environ du nombre des Calculs d'acide urique; et que celles des concrétions, dont la nature composée est évidente, ne sont qu'au nombre d'environ moitié de celui des Calculs muraux.

Il conviendra de remarquer aussi que c'est parmi les malades atteints de Calculs de nature composée ou mixte, qu'est la plus grande proportion de morts; et je suis en état d'ajouter, en m'en référant plus particulièrement à mes notes, qu'il n'était pas résulté moins de 5 morts, des 15 cas d'acide urique et d'oxalate de chaux alternans; tandis que contre toute attente, les Calculs muraux, bien caractérisés avec leur surface ordinaire inégale à tubercules, offraient une proportion beaucoup plus petite de cas funestes qu'aucune des autres espèces. Ce résultat est d'autant plus intéressant, qu'il donne lieu de conclure que ce n'est pas tant l'irritation mécanique qu'occasionne la pierre, que la disposition morbide particulière des sécrétions urinaires, qui influent sur l'événement de l'opération.

Résultats de la Collection de l'hôpital de Guy. —La collection de Calculs qui est dans le Musée de l'hôpital de Guy à Londres, collection que j'ai examinée plus à loisir, et probablement avec plus de soin que la précédente , offre les résultats qui suivent :

1. Calculs d'acide urique , ou pierres dans lesquelles l'acide urique domine évidemment , renfermant six Calculs décrépitans formés d'acide urique, mêlé avec une petite portion d'oxalate de chaux. 22

2. De phosphate de chaux à-peu-près pur.   3

3. De phosphate triple, c'est-à-dire, Calculs présentant extérieurement une apparence cristalline étincelante. 2

4. Calculs fusibles 24

5. Calculs muraux 22

6. Calculs composés en couches

distinctes. . . . . 6 ⎫
Sans couches. . . . . 7 ⎭ 13

7. Calculs d'oxide cystique 1
                                        ─────
                                         87

Conclusions. — Les Calculs fusibles , les Calculs muraux et les Calculs mélangés , sont donc respectivement entre eux, dans cette collection , à-peuprès dans le même rapport que dans la collection de Norwich. Mais la proportion des Calculs d'acide urique est beaucoup plus petite ; résultat d'autant plus remarquable, qu'il tend à faire voir que la nature calcaire des comtés d'Angleterre à l'Est,

à laquelle on avait généralement attribué la plus
grande fréquence de la pierre dans ces localités,
n'a, suivant toute probabilité, aucune connexion
avec cette maladie, puisque l'espèce terreuse de
Calcul est comparativement beaucoup plus fréquente à Londres que dans les contrées dont il
s'agit.

Collection particulière de l'Auteur. — J'avais
d'abord eu l'intention, en classant ces documens, d'y ajouter ceux particuliers d'une petite
collection qui m'appartient, contenant environ
cinquante Calculs ; mais en y réfléchissant, j'ai
pensé qu'il valait mieux m'en abstenir, parce
que ces Calculs, m'ayant été remis pour les analyser, à raison, dans la plupart des cas, de ce
qu'ils manquaient de tous caractères extérieurs
distincts, ils ne pourraient être considérés comme
offrant un terme moyen bien sûr des différentes
espèces. Je peux cependant annoncer, en général, qu'à l'exception du nombre disproportionné
d'échantillons d'oxide cystique qu'elle contient,
ma collection particulière se rapporte, d'une
manière remarquable, en ce qui concerne les
proportions des différentes espèces de Calculs
entre elles, avec la collection de l'hôpital de Guy.

CHAPITRE VI.

De l'Analyse des Calculs urinaires, et des Moyens de les distinguer aisément.

J'ai déjà eu occasion de faire, dans les Chapitres précédens, une grande partie des remarques générales que j'ai à présenter dans celui-ci. Mais l'objet particulier de cette section sera de faire connaître aux personnes qui se consacrent à la pratique médicale, et plus spécialement à celles qui ne sont pas familiarisées avec les manipulations chimiques, un petit nombre de réactifs, et d'offrir des instructions, à l'aide desquelles il leur deviendra facile de reconnaître la nature prédominante des concrétions urinaires.

Un chalumeau, une bougie, une petite paire de pinces pour tenir une portion du Calcul soumis à l'examen, et faciliter à celui qui opère le moyen de diriger la flamme sur ce Calcul : tel est, dans la plupart des cas, le seul appareil nécessaire pour en déterminer la nature. Cependant, comme il ne suffit pas toujours, je décrirai, en les représentant par figures dans une

planche, ceux des instrumens dont le choix me
semble être le mieux entendu pour constituer
un appareil adapté à l'examen de toutes espèces
de Calculs urinaires ; et j'indiquerai ensuite les
méthodes les plus simples et les plus faciles
d'analyse de ces corps.

Réactifs pour l'acide urique — Lorsqu'un Calcul
est de couleur brunâtre, compacte, plutôt dur que
friable, lisse, ou à-peu-près tel, et ayant une forme
ovoïde comprimée, il y a grande probabilité qu'il
est de l'espèce des Calculs d'acide urique. Cependant, ces apparences ne sont souvent qu'imparfai-
tement marquées, et d'autres fois elles sont trom-
peuses. Le chalumeau suffira, dans la plupart des
cas, pour nous mettre en état de juger si le Calcul
qui. vient d'être désigné est réellement d'acide
urique. On détache, à cet effet, de la pierre,
avec la pointe d'un couteau, un petit fragment,
dont la grosseur n'excède pas celle d'une tête
d'épingle, et en le tenant par l'extrémité d'une
petite paire de pinces déliées de platine *, on

---

* Ces pinces peuvent être faites avec un morceau de lame
mince de platine (Planche X, fig. 2 ou 3), ou de laiton avec des
pointes de platine. Ce métal est préférable pour cet objet à tout
autre, 1.º parce qu'il n'éprouve aucun effet d'une chaleur intense,
et qu'il n'est point attaqué par les réactifs chimiques ordinaires ;
2.º parce qu'il est mauvais conducteur, de sorte que la chaleur,

l'expose à la flamme du chalumeau *. Si c'est
l'acide urique qui est son ingrédient princi-

---

appliquée aux extrémités des pinces, quoiqu'intense, n'arrive pas
jusqu'aux doigts de celui qui opère, pourvu que les pinces soient
très-minces et très-déliées : circonstance qui est d'ailleurs à désirer
dans des expériences faites avec le chalumeau, et sur de très-
petites quantités de matière.

* La forme particulière du chalumeau, si ce n'est qu'elle doit
le rendre plus ou moins portatif, est de peu d'importance, et il
peut être indifféremment fait de matériaux divers. Le chalumeau
peut donc consister, ou dans un tube creux de verre courbé, et
renflé en boule, pour condenser l'humidité provenant des poumons, et terminé par un bec, ou petit tube conique à ouverture
très-étroite, pour former le jet de la flamme, comme on le voit
planche X, fig. 1, ou sa construction peut être celle plus convenable, représentée fig. 11 de la même planche. Ce chalumeau a,
comme le premier, un élargissement circulaire destiné à condenser
l'humidité ; mais la plus petite extrémité *d* est mobile dans toutes
les directions autour de son axe, ce qui rend plus facile de donner
tout degré d'obliquité quelconque à la flamme. De courts jets de
chalumeau faits en platine, tels que celui représenté fig. 12, planche X, ayant des ouvertures de différens diamètres, s'ajustent
aisément à l'extrémité *d*, de manière à former un dard de flamme
de la force nécessaire. On peut employer indifféremment, pour les
expériences au chalumeau, une chandelle ou bougie ordinaires, ou
une lampe à esprit-de-vin, telle que celle représentée fig. 13 ;
mais lorsqu'on ne fait pas usage de la lampe, la bougie est préférable à la chandelle.

Je pense bien qu'il faut de l'habitude pour parvenir à souffler
convenablement au chalumeau, et que beaucoup de personnes
sont tout-à-fait incapables de faire usage de cet instrument. Dans
ce cas, celui de l'invention récente de M. Brooke, appelé communément chalumeau de Newman (décrit dans le deuxième volume
des Journaux de l'Institution royale, et autres ouvrages nouveaux
de chimie), sera d'un emploi très-convenable. Dans ce chalumeau,
une certaine quantité d'air, condensé dans un fort vaisseau au

pal, le fragment noircit, émet une fumée qui a une odeur forte et caractéristique, et il se consume par degrés, en laissant une très-petite portion de cendre blanche, qui ordinairement est alcaline.

Ce qui, après cet essai au chalumeau, peut faire aisément reconnaître l'acide urique, c'est la propriété qu'il a de se dissoudre promptement dans l'alcali caustique. Il suffit alors de racler un peu du Calcul dans une capsule de verre ou dans un verre de montre, et de verser sur cette raclure quelques gouttes d'alcali caustique, et d'exposer ensuite le tout à la chaleur d'une lampe à esprit-de-vin *. La matière urique est im-

---

moyen d'une pompe, est chassé à travers une ouverture capillaire sur la flamme d'une lampe à esprit-de-vin, exposée à son courant, et l'insufflation est produite, sans que celui qui opère ait besoin de se servir de sa bouche.

* La capsule de verre peut être placée au-dessus de la lampe, fig. 10, au moyen d'une petite verge ou montant, fig. 9, garni de supports circulaires mobiles, de différentes dimensions a, b; ou elle peut être tenue à la main, fig. 7, posant sur un support approprié. Un morceau de platine laminé, ou simplement d'étain ordinaire, taillé en forme de croissant, fig. 8, ajusté à un manche de bois, est le support le plus convenable, comme pouvant être glissé sous la capsule, pour l'enlever de dessus la table, et l'y poser de nouveau, sans y mettre les doigts. Le docteur WOLLASTON, à qui nous sommes redevables d'avoir approprié aux manipulations chimiques un si grand nombre d'ustensiles avantageux de ce genre, est dans l'usage de se servir, pour des expériences en petit, d'un appareil encore plus simple, quoiqu'aussi convenable. Cet appareil n'est autre chose

8 *

médiatement dissoute, en laissant un résidu plus ou moins considérable, selon la proportion des

---

qu'une lame étroite de verre de vitre ordinaire, fig. 17, sur laquelle il fait ses dissolutions, précipitations et évaporations sur des quantités extrêmement petites de matière, généralement une seule goutte, sans qu'il en résulte cependant aucune difficulté de distinguer les résultats. On peut faire à-la-fois, sur le même morceau de verre, plusieurs opérations de cette sorte; et au moyen de ce que le verre est mauvais conducteur du calorique, on peut tenir sur la flamme de la lampe à esprit-de-vin une extrémité du morceau de verre, sans qu'à son autre extrémité, la chaleur incommode les doigts.

Parmi les inventions pratiques du docteur WOLLASTON, le flacon à verser par gouttes, fig. 16, ayant pour objet de n'en laisser aisément sortir que de très-petites quantités d'eau, mérite d'être cité. C'est tout simplement un flacon fermé avec un bouchon de liége. On fait traverser ce bouchon par un tube courbé, introduit ainsi dans le flacon, et dont l'extrémité hors de ce flacon est tirée en pointe, de manière à ce que l'ouverture en soit très-petite. Le flacon étant rempli en partie d'eau distillée, la dilatation, par la chaleur de la main, de l'air qui y est contenu, suffit pour forcer d'en sortir une, ou successivement un nombre quelconque de gouttes, et cela a lieu ainsi avec une vitesse et une commodité remarquables. On ne peut faire usage de cet appareil pour les acides ou les alcalis, ou, en général, pour les réactifs qui auraient de l'action sur le liége. Mais pour obvier à cet inconvénient, j'ai imaginé, il y a quelques années, et je suis dans l'habitude de me servir, de flacons éprouvettes, tels que celui représenté fig. 6. Le bouchon de verre de ces flacons est tiré en une baguette assez longue pour arriver près du fond du flacon; de manière qu'en tirant le bouchon, une goutte de réactif est adhérente à la baguette de verre, dont elle peut être aisément séparée. Ces détails peuvent paraître presque puérils aux personnes qui ne sont pas accoutumées aux manipulations sur une petite échelle; mais leur utilité pratique se fera aisément sentir à ceux qui peuvent être portés à adopter cette manière de procéder dans des opérations chimiques.

autres substances que le Calcul contient ; et en
ajoutant à cette dissolution un acide quelconque,
sans même en excepter l'acide carbonique , il se
produit aussitôt un précipité blanc d'acide urique
pur. Enfin si, à une très-petite portion de Calcul
d'acide urique , quoiqu'impur , on ajoute une
goutte d'acide nitrique , et qu'on chauffe ensuite,
l'acide urique disparaît ; et, en évaporant alors la
dissolution à siccité , le résidu prend une belle
couleur rose cramoisi ou carmin. Ce résidu est
soluble dans l'eau , à laquelle il communique sa
couleur particulière. Tels sont les réactifs au
moyen desquels on peut toujours découvrir la
présence de l'acide urique, lors même qu'il est
dans un état de grande impureté. Cependant, si
la proportion de cet acide est très-petite, les
résultats peuvent être plus ou moins douteux, et
exiger une analyse plus soignée.

Réactifs pour le Phosphate de Chaux. — Les
indications auxquelles on peut aisément reconnaître le Calcul de phosphate de chaux, indépendamment de ses caractères extérieurs , sont
très-simples. Exposé au chalumeau , il noircit d'abord, mais bientôt après il devient parfaitement blanc, en conservant encore sa forme,
et sans manifester aucune apparence de fusion ,
à-moins que la chaleur la plus intense ne soit

appliquée, telle, en effet, que très-peu de personnes sont en état de la produire au chalumeau. Ce Calcul, réduit en poudre, est promptement dissous par l'acide muriatique étendu ; et si l'excès d'acide n'est pas très-considérable, la chaux peut être précipitée sous la forme d'un composé insoluble, par l'oxalate d'ammoniaque.

Réactifs pour le phosphate ammoniaco-magnésien.
—Quoique le phosphate ammoniaco-magnésien se soit à-peine jamais rencontré sans mélange de quelqu'autre substance, on peut souvent le reconnaître à sa blancheur et à son apparence cristalline étincelante. Mais, s'il est nécessaire d'avoir recours aux réactifs chimiques, on peut exposer à une chaleur médiocre quelques petites portions de ce sel (soit qu'il ait été déposé sous la forme d'un sable blanc de l'urine morbide, ou qu'il se soit détaché d'un Calcul), ou le traiter avec quelques gouttes de potasse caustique ; il se développera immédiatement par l'un ou l'autre de ces moyens une odeur pénétrante d'ammoniaque. Si alors on chauffe au chalumeau, le phosphate de magnésie, qui reste après l'expulsion de l'ammoniaque, devient opaque, et susceptible de passer à l'état de fusion imparfaite. Ce Calcul se dissout aisément dans les acides étendus, et beaucoup plus en effet que le phos-

phate de chaux. Ces dissolutions étant traitées avec de l'ammoniaque en excès, les cristaux du phosphate triple reparaissent.

Réactifs pour le Calcul fusible. — Lorsqu'on expose le Calcul fusible à la flamme du chalumeau, il se distingue aisément par la propriété qui l'a fait nommer ainsi. Il fond à une chaleur modérément poussée; il se gonfle, et coule en un globule d'apparence nacrée, et quelquefois parfaitement transparente. Les acides le dissolvent aisément, et particulièrement l'acide muriatique étendu, et la chaux ainsi que la magnésie peuvent être successivement précipitées de ces dissolutions par des réactifs appropriés. Ainsi, la chaux ayant été séparée par de l'oxalate d'ammoniaque, si l'on ajoute à la dissolution filtrée, du carbonate d'ammoniaque, ou de l'ammoniaque, il se produit aussitôt un phosphate ammoniaco-magnésien, qui se dépose sous son aspect ordinaire *.

---

* Ce sel a cela de particulier, que si, pendant qu'il se forme, on raie les parois du vase avec un tube de verre ou tout autre instrument pointu, les cristaux triples sont plus disposés à se former sur les parties du vase qui ont été rayées, en produisant l'apparence de lignes blanches partout où le tube a frotté le vaisseau. Cet effet est plus complet, lorsque c'est de carbonate d'ammoniaque qu'on a fait emploi.

On a indiqué ci-devant, chapitre III, page 73, un mode plus complet et plus scientifique d'analyse de ce Calcul, lorsque sa nature chimique y a été une première fois expliquée.

Réactifs pour le Calcul mural. — Le Calcul mural ou d'oxalate de chaux se reconnaît souvent avec la plus grande facilité à son apparence extérieure; mais il n'en est pas toujours ainsi. Son caractère le plus évident est la propriété qu'il a de se boursouffler par son exposition à la chaleur, et de s'étendre en une espèce d'efflorescence blanche, qui, étant mise en contact avec du papier teint de suc de violettes, et légèrement humecté, tourne au vert; ou, au rouge, si c'est avec du papier de curcuma. Cette substance blanche, alcaline, n'est autre chose que la chaux pure séparée de son acide oxalique, cet acide étant promptement détruit par l'application de la chaleur, de manière, que celle d'une lampe à esprit-de-vin peut, dans la plupart des cas, suffire pour produire cet effet, sans qu'il soit besoin de l'emploi du chalumeau. Dans quelques cas, cependant, les Calculs de cette espèce sont plus réfractaires, sur-tout ceux dont la surface n'a pas la forme ordinaire du Calcul mural, à raison d'un mélange d'autre matière calculeuse, et particulièrement d'acide urique.

Cette variété a de la disposition à éclater et à décrépiter par l'application de la chaleur.

Réactifs pour l'Oxide cystique. — On peut aisément distinguer le Calcul d'oxide cystique à sa structure non stratifiée et homogène, à sa couleur particulière, à son aspect de cire, à l'odeur qu'il exhale lorsqu'on le chauffe et qui lui est propre ; mais, si tout autre moyen de le reconnaître manquait, la grande solubilité de cette substance, et dans les acides et dans les alcalis, est un caractère d'après lequel on ne peut guère se tromper sur sa nature.

Méthode d'Examen des Calculs composés. — Quant aux Calculs composés, si leurs différens ingrédiens sont disposés en couches, il suffit, pour en reconnaître la nature, d'examiner successivement des petites portions détachées de ces couches respectives. Mais, si ces ingrédiens sont intimement mêlés, c'est plutôt par les résultats ambigus que donnent les divers réactifs que je viens d'indiquer, que par aucun caractère positif quelconque, que nous pouvons d'abord soupçonner ces Calculs d'être de nature composée ; et c'est par une combinaison convenable des méthodes déjà décrites, telles que celles de séparer les phosphates par l'acide muriatique

étendu, et ensuite l'acide urique par une solution alcaline, etc., que nous nous mettrons en
état de reconnaître les ingrédiens divers de ces
Calculs.

Je viens d'exposer ainsi sommairement les diverses méthodes d'analyse, au moyen desquelles,
avec très-peu de connaissances en chimie, et un
appareil extrêmement simple, on peut aisément
distinguer les différentes espèces de Calculs urinaires. Je n'ai pas eu la prétention, en présentant ces détails, d'offrir rien de nouveau ou
d'important aux chimistes éclairés, et qui ont
l'habitude des expériences. J'ai cherché seulement à mettre en état ceux qui peuvent être
portés à se servir de ces documens, de choisir
et de se procurer aux moindres frais possibles
l'appareil nécessaire pour se livrer à des expériences de ce genre, et d'acquérir avec une grande
facilité une connaissance pratique utile sur un
sujet qu'on suppose ordinairement devoir présenter de grandes difficultés, et exiger beaucoup
d'instruction dans la science de la chimie.

CHAPITRE VII.

De quelques autres espèces de Concrétions animales, qui n'appartiennent pas aux voies urinaires, soit dans l'homme, soit dans d'autres animaux.

COMME les hommes de l'art sont appelés quelquefois à donner leur opinion sur la nature de diverses concrétions animales, qui ne se sont pas formées dans les voies urinaires, et que par fois il peut s'élever, relativement à leur origine, des doutes qui, dans la plupart des cas, seraient éclaircis par un examen chimique, il peut être convenable et utile de présenter quelques observations sur ce sujet.

Concrétions trouvées dans différens viscères. — Les petites concrétions qui se trouvent si communément dans la glande pinéale, et celles qu'on rencontre accidentellement dans le pancréas, les glandes mésentèriques, la rate, l'utérus et les poumons, ont été examinées par différens chimistes, et il a été reconnu qu'elles consistaient dans du phosphate de chaux combiné,

en proportions variables avec de la matière animale. Cependant, on a observé, dans quelques
cas, des concrétions pulmonaires, qui contiennent aussi du carbonate de chaux, et moi-
même j'en ai rencontré un exemple. J'ai aussi
une portion des poumons d'un nègre (qui m'a
été donnée par le docteur WOLLASTON), dont la
surface présente une incrustation blanche de
phosphate ammoniaco-magnésien.

Dans les Glandes salivaires. — Il se rencontre
par fois de petites concrétions dans les glandes
salivaires, spécialement dans les glandes parotides
et sublinguales. Ces concrétions ont été examinées par FOURCROY [1] et le docteur BOSTOCK [2], qui
les ont trouvées composées de phosphate de chaux
et de petites portions de matière animale. Le
tartre des dents est de la même nature.

Calculs des Intestins. — Quant aux concrétions intestinales, quoiqu'il s'en rencontre fréquemment dans le canal alimentaire des quadrupèdes, spécialement dans le colon, elles
sont, comparativement, très-rares dans les
intestins de l'homme, où elles ne paraissent

---

[1] Système des Connaissances chimiques, édition in-4.°,
vol. V, p. 271.
[2] *Nicholson's, Journal,* XIII, p. 374.

pas former aucune espèce particulière , mais plutôt dépendre de circonstances accidentelles.

Calcul fusible trouvé dans le Rectum. — Le Calcul de cette espèce, le plus remarquable que j'aie jamais vu , fut une fois trouvé dans le rectum d'un enfant né avec un anus imperforé , mais chez lequel il paraissait s'être établi une communication entre le rectum et la vessie. Ce Calcul, de la grosseur d'une noix environ , avait une espèce de croûte brune , comme s'il avait été taché par des excrémens; mais dans son intérieur, il était blanchâtre : il était léger, spongieux , sans couches distinctes , et très-friable. A l'examen chimique , on s'assura qu'il était principalement formé de Calcul fusible , avec des cristaux brillans de phosphate triple , répandus dans toute sa masse. On n'y apercevait pas de noyau, et il était beaucoup plus léger et plus friable qu'aucun des Calculs urinaires que j'aie jamais vu.

Calcul magnésien. — M.ᵣ E. BRANDE a décrit , il y a quelque temps , des concrétions intestinales humaines, entièrement composées de carbonate de magnésie , et il donne une explication satisfaisante de leur formation, en faisant observer que les malades chez lesquels on les a trouvées , faisaient journellement , et le plus souvent à grandes doses , usage de magnésie , qui , à l'aide d'un peu de mucus animal , s'était consolidée en masse d'une gran-deur formidable [1].

Concrétions caseuses. — J'eus l'occasion , il y a six ou sept ans , d'examiner quelques concrétions intestinales humaines , qui me semblè-rent particulièrement intéressantes ; et comme depuis il s'est présenté un autre cas du même genre , il peut être utile de relater ici les ob-servations que je fis dans le temps à ce sujet.

La plus grosse de ces concrétions [2] était de forme ovoïde comprimée, mais un peu triangu-laire ; elle avait environ 6 millimètres d'épais-seur , plus de 36 millimètres de circonférence, et elle pesait près de 8 décigrammes. Les autres étaient plus petites, et de forme plus ronde. Leur surface était unie et onctueuse comme de

----

[1] *Journal of royal Institution* , vol. Ier — Concrétions exac-tement semblables à celles qui furent décrites, il y a plusieurs années , par le docteur HENRY. *Monro's morbid anatomy of the gullet , etc.* , pag. 34.

[2] Ce fut M. A. COOPER qui me remit ces concrétions pour les examiner, et j'appris de lui qu'elles avaient été évacuées par un malade du sexe féminin , avec des circonstances qui rendent indécise la question de savoir si elles étaient provenues du rectum ou de l'urètre.

la cire, et leur couleur jaunâtre. Elles se laissaient briser facilement : leur odeur, désagréable, ressemblait à celle de fromage trop fait. En les exposant à la chaleur, elles devenaient brunes, émettaient des bulles comme de la matière animale coagulée, et répandaient une fumée épaisse, avec une odeur de fromage grillé. Ces concrétions se dissolvaient en partie dans l'alcool, la potasse caustique et l'huile de térébenthine : le résidu de la dissolution dans l'huile de térébenthine avait plus de ténacité, et ressemblait beaucoup plus au fromage que la substance originale. Le résidu de la dissolution dans l'alcali était soluble dans l'huile de térébenthine, *et vice versà*. La portion dont l'alcool s'était chargé, se déposait par refroidissement ou par une addition d'eau. Tout considéré, ces concrétions me parurent être, ainsi qu'au docteur WOLLASTON, à qui je les fis voir bientôt après, ou des morceaux de fromage non digéré, formés en boule par l'action des intestins, ou des portions de matière caseuse effectivement formée dans les intestins, provenant du lait dont s'était nourri le malade; et qui avait été coagulé par les sucs gastriques en ces masses indigestibles.

Calculs provenant d'avoine. — Il me fut donné, il y a quelques années, par M. SILVEIRA,

portugais, étudiant en médécine, zélé et in-
struit, un Calcul intestinal d'une autre espèce
singulière. Il le tenait du docteur Monro, professeur d'anatomie à Édimbourg, qui en avait,
me dit M. Silveira, plusieurs semblables dans
sa collection. L'apparence très - particulière
de ce Calcul, et la circonstance, qu'il se rencontre fréquemment en Écosse, tandis qu'il n'a
jamais été observé en Angleterre*, me firent désirer vivement d'en reconnaître la nature. Ce
Calcul était recouvert d'une croûte mince blanchâtre, terreuse, lisse ; mais, lorsqu'on le coupait
en deux, il présentait une surface veloutée compacte brunâtre, alternant avec des lames minces
concentriques de la substance blanche terreuse ;
je trouvai que la croûte et les lames blanches
étaient de la même nature que le Calcul fusible,
et soluble dans les acides, c'est-à-dire , qu'elles
étaient formées des deux phosphates ; mais la
substance veloutée paraissait résister à l'action
des réactifs chimiques ordinaires ; et au chalumeau, elle brûlait avec une odeur de paille. Je
fis part de ces circonstances au docteur Wollaston, en lui montrant le Calcul qu'il jugea être

---

* Depuis que j'ai écrit ceci, le docteur Bostock m'a fait voir un
Calcul de cette espéce, qui avait été évacué par un homme de
peine du Lancashire, district où, dans quelques parties, les basses
classes du peuple se nourissent ordinairement de pain d'avoine.

assez curieux pour mériter un nouvel examen. Il
trouva que la substance veloutée consiste dans des
fibres végétales extrêmement petites, ou courtes
aiguilles pointues à leurs deux extrémités, ce
qui lui fit aussitôt conjecturer qu'elle provenait
de quelque espèce de nourriture particulière à
l'Écosse. Cependant, les tentatives qu'il fit pour
assigner à cette substance son origine, furent
pendant quelque temps sans succès; mais l'in-
génieux M. CLIFT, du collége de chirurgie, à qui
il fut fait mention de ce cas, dans la conversation,
ayant mis en question si cette substance fibreuse
ne pouvait pas être provenue de l'avoine, le docteur WOLLASTON fut porté à examiner la structure
de cette semence, et le résultat vérifia pleinement
la conjecture de M. CLIFT. On voit, lorsqu'on a
dépouillé la semence d'avoine de sa balle ou enveloppe, des petites aiguilles ou barbes, formant
une petite brosse, qui sont implantées à l'une de
ses extrémités. Le docteur WOLLASTON, en examinant ces aiguilles, et en les comparant avec de
semblables, détachées des Calculs, et formant la
substance veloutée dont il s'agit, s'assura par lui-
même qu'il ne pouvait rester aucun doute sur
leur parfaite identité *.

---

* En considérant l'anatomie morbide de l'œsophage par le docteur
MONRO, etc., je trouve que le savant auteur de cet ouvrage y a présenté un abrégé fait avec soin de l'Histoire des Calculs intestinaux.

Autres Concrétions d'origine végétale. — Je ne peux résister à l'occasion qui se présente de faire ici mention de quelques autres cas de concrétions supposées intestinales, qui se sont présentés à mon observation, et qui m'ont paru

---

En réunissant ses remarques sur ce sujet, il paraîtrait que les concrétions de la classe de celle qui vient d'être décrite, sont en général des productions très-rares, quoiqu'il se trouve, dans la collection de son père, quarante-deux Calculs intestinaux, qui tous, à l'exception d'un seul, sont de l'espèce dont il s'agit.

Le docteur Monro, désirant rendre l'histoire de ces corps entièrement complète, offrit non-seulement au public une planche coloriée du Calcul dont nous venons de parler, mais encore il appela à son aide l'auteur du très-important Système de Chimie, le docteur Thomson, et le célèbre professeur de minéralogie, M. Jameson. Le docteur Thomson analysa le Calcul avec grand soin, et son rapport fut publié tout au long dans le traité du docteur Monro (*Morb. anatom.*, p. 44). Le docteur Thomson y découvrit de petites quantités de substances diverses terreuses et salines, qu'il décrivit ; mais lorsqu'il en fut à examiner la masse de matière végétale, dont le Calcul est principalement formé, et qui lui donne son caractère particulier, les agens de l'analyse chimique, quelqu'ingénieusement qu'elle fût conduite, furent impuissans pour lui faire connaître son origine réelle, et ils ne purent le conduire qu'à cette conclusion générale, « que ce Calcul est indubitablement d'une nature particulière, différant de celle de toute substance animale et végétale examinée jusqu'à présent ».

La coopération du professeur Jameson avait pour objet de donner à la nomenclature de ces Calculs, cette exactitude d'expression, qui rend si recommandable l'école minéralogique à laquelle il appartient. Il s'en trouve, en conséquence, de *tuberculeux*, d'*uviformes*, de *pyriformes* ; mais tous sont *fibreux, fins, et plutôt maigres au toucher*, qualités qui peuvent les faire aisément reconnaître. Peut-être le terme *avénacé* serait une addition utile, ajouté pour désigner ces Calculs, aux caractères de Werner.

offrir de l'intérêt, non-seulement sous le rapport de l'attention qu'ils excitaient dans les malades, ou les hommes de l'art qui les traitaient, mais aussi parce qu'ils fournissent des exemples de plus, qu'on peut essayer avec succès d'attribuer à des causes familières, des effets nouveaux et singuliers.

Il m'a été remis à quatre fois différentes, dans ces dernières années, pour les examiner, de petites concrétions granulaires, par des malades soupçonnés d'être atteints d'affections hépatiques, et qui, d'après cela, avaient particulièrement dirigé leur attention sur l'apparence de leurs évacuations. Ces grains étaient de couleur brunâtre pâle, de la dimension à-peu-près d'une grosse tête d'épingle ; quelquefois isolés, d'autrefois unis deux à deux, mais ayant tous évidemment une origine commune. Exposés à la flamme du chalumeau, ils brûlaient avec une flamme vive, en exhalant une odeur végétale, et laissant une particule de cendre blanche.

Lorsqu'on eut fait voir ces concrétions au docteur WOLLASTON, il soupçonna, après quelques conjectures qui ne se trouvèrent pas fondées, qu'elles pouvaient être ces petits nœuds de nature ligneuse qu'on rencontre souvent dans de certaines poires ; et d'après un nouvel examen, l'identité lui parut être incontestable. La seule différence qu'il était possible d'apercevoir entre ces Calculs supposés intestinaux, et les particules ligneuses dont il s'agit, consistait dans ce que ces particules sont d'une couleur plus pâle que celles qui avaient passé à travers le canal alimentaire, dans lequel elles avaient été plus ou moins teintes par les sécrétions intestinales.

Autres pseudo-Concrétions. — Je vais citer un autre exemple d'un cas, ou par un examen attentif de l'apparence extérieure, et sans avoir recours à l'analyse chimique, on fut mis en état de donner une explication très-naturelle de la formation supposée, dans les intestins, de corps extraordinaires.

Une personne d'une santé délicate, et chez laquelle le système hépatique était malade, remarqua, dans ses selles, de petits corps globuleux rouges, dont chacun avait dans son centre deux point noirs opaques, qu'on pouvait apercevoir à travers son enveloppe transparente, et quelques-uns de ces corps étaient entourés entièrement d'une membrane très-mince et très-délicate. Ils attirèrent fortement l'attention du malade, qui, s'imaginant qu'ils étaient de structure organique, les supposa être des animaux particuliers, dont l'existence se rattachait à sa maladie. Le docteur WOLLASTON, à qui on les fit voir, soupçonna, au premier aspect, que ce pouvait être quelque espèce de semences ; mais bientôt après, il s'assura que ces corps étaient de nature animale, et que, dans le fait, ils n'étaient autre chose que des œufs de homard, substance très-indigeste, dont le malade avoua qu'il avait beaucoup mangé vers le temps où il rendit ces corps.

Substance Café moulu. — Il passe souvent par les selles, dans diverses maladies, une substance qui mérite à peine le nom de concrétion, et dont cependant il peut ne pas être superflu de parler ici. J'entends désigner par cette substance, les particules noires, communément appelées *café moulu* (*coffée ground*), dont l'apparence tend à se manifester dans les selles mal conditionnées. Cette substance laisse, après sa combustion, une cendre blanche, qui paraît être du phosphate de chaux ; et selon toute probabilité, elle est due à du sang coagulé, expulsé par les artères capillaires des intestins.

Exemples de fraude préméditée. —Il arrive quelquefois que, par des causes dont il n'est pas toujours possible de rendre compte, des personnes, respectables en apparence, montrent de petits corps pierreux, comme ayant été produits chez elles par maladie, et évacués de quelques-

unes des voies naturelles, quoiqu'à l'examen,
il ne puisse y avoir aucun doute que ce sont
de véritables productions minérales; ce sont le
plus fréquemment des petits cailloux ou du gros
sable siliceux. Comme de tels corps, à moins
qu'ils n'aient été avalés à dessein ou par acci-
dent, ne se sont jamais rencontrés dans les
passages excrétoires, il est nécessaire qu'un
homme de l'art soit en garde contre ce genre de
tromperie, lorsqu'il est appelé pour donner son
opinion sur des cas de cette nature.

Calculs des Intestins des Quadrupèdes. — J'ai
déjà eu occasion d'observer, qu'il se trouve souvent dans l'estomac et les intestins de grands
quadrupèdes, spécialement du cheval, des masses calculeuses. Ces Calculs ont été examinés à
plusieurs reprises, et principalement par FOUR-
CROY et M. VAUQUELIN; et il peut être, en général,
établi, qu'ils consistent dans le phosphate ammoniaco-magnésien, le plus fréquemment seul,
mais combiné quelquefois avec du phosphate de
chaux*. Tous ceux que j'ai eu occasion d'exa-

---

* Les Calculs, autrefois si renommés sous le nom de *bézoards*,
auxquels la superstition attachait tant de prix à raison des propriétés merveilleuses qu'on leur attribuait, lorsqu'on les employait
en médecine, sont des concrétions trouvées dans l'estomac et les
intestins de différens quadrupèdes, tels que le cheval, l'éléphant,
la chèvre, etc. Ils sont le plus souvent formés, suivant FOURCROY,

miner, paraissaient être entièrement formés du phosphate triple dans un état très-compacte. Dans un gros Calcul de ce genre, trouvé dans les intestins d'un rhinocéros, et qui me fut donné par le docteur WOLLASTON, le phosphate triple était disposé en couches autour d'une noisette, alternant avec des lames minces de phosphate de chaux. Ce Calcul, rompu par son centre, offre une cassure tout-à-la-fois rayonnée et lamelleuse.

On trouve souvent, dans les intestins des quadrupèdes, des boules de poil fermement feutré. J'en ai examiné une de cette espèce, extraite d'un bœuf, qui était entièrement recouverte d'une croûte fine, lisse, de couleur foncée, composée de phosphate de chaux et de matière animale.

Concrétions urinaires dans les Animaux. — Les concrétions urinaires qui se rencontrent fréquemment dans la vessie et dans les reins de divers quadrupèdes, diffèrent en général de celles de l'homme, en ce qu'elles ne contiennent point d'acide urique, et qu'elles consistent principalement dans du carbonate et du phosphate de

---

du phosphate triple, avec une matière colorante végétale et animale, en proportions diverses. Il paraît qu'ils se rencontrent plus fréquemment dans les climats chauds, et les bézoards d'Orient furent les plus estimés.

chaux cimentés par une matière animale. Fourcroy et M. Vauquelin ont trouvé des Calculs de
cette espèce dans la vessie du cheval, du cochon,
du lapin et du bœuf. M. Brande a examiné un
Calcul, provenant du rein d'un cheval, qui était
formé de phosphate et de carbonate de chaux
(*Transactions philosophiques* pour 1808) , et
j'en ai analysé un de la même espèce, qui m'a
donné un résultat semblable. M. Brande examina
aussi un Calcul provenant du rein d'un mouton,
et il y trouva les mêmes ingrédiens. Le docteur
Pearson et M. Brande ont reconnu l'un et l'autre,
dans des Calculs de la vessie du cheval, les deux
phosphates, avec un peu de carbonate de chaux
et de matière animale. On rencontre aussi assez
souvent, dans la vessie du bœuf, de petits Calculs, que M. Brande a trouvé consister entièrement dans du carbonate de chaux et une
matière animale. Il a aussi analysé un Calcul
provenant de la vessie d'un chien, qui était de
l'espèce fusible, composé des deux phosphates.
Un autre Calcul, également de la vessie d'un
chien, était entièrement formé de carbonate de
chaux et de matière animale, résultat qui coïncide parfaitement avec l'analyse que j'ai dernniè-
rement faite d'un Calcul arrondi compacte, à
cassure et rayonnée et lamelleuse, qui avait été
trouvé dans la vessie d'un cochon, et dans lequel

je ne pus découvrir ni acide phosphorique, ni
magnésie; et enfin, un Calcul de la vessie d'un
lapin fut reconnu être formé de phosphate et de
carbonate de chaux. Il peut aussi se former, dans
les vessies des rats, des Calculs composés, d'après
FOURCROY et M. VAUQUELIN, des phosphates
terreux.

Quoiqu'on ait découvert la présence de l'acide
urique dans des excrémens d'oiseaux, et dans
l'urine de quelques animaux, spécialement du
chameau, je crois que cet acide n'avait jamais
été observé dans des concrétions animales, si ce
n'est celles de l'homme, jusqu'à l'époque où le
docteur PROUT analysa les excrémens du *boa
constrictor*. Il trouva que cette substance four-
nissait au-delà des neuf dixièmes d'acide urique,
et qu'elle contenait de l'ammoniaque *. Ces excrémens, qui ne sont réellement que de l'urine
concrète (quoique rendus en-même-temps que
les autres matières contenues dans les intestins,
comme c'est le cas dans les oiseaux), sont sous
la forme de fragmens blancs, crayeux, friables,
non-stratifiés , qui, au moment où ils sont évacués, ont la consistance d'une pâte ferme, mais
qui acquièrent bientôt de la dureté, et la friabi-
lité que nous venons d'indiquer comme un de

---

* *Thomson's Annals of Philosophy*, juin 1815, vol. V.

leurs caractères. Un échantillon de ces excrémens, ayant été examiné par le docteur WOLLASTON et par moi, nous avons trouvé, comme le docteur PROUT l'avait avancé, qu'il était, en effet, composé d'urate ou lithiate d'ammoniaque; substance dont j'avais d'abord été porté à nier l'existence, quoique je n'en pense pas moins encore que sa présence dans les Calculs urinaires est très-douteuse. Je considère sur-tout, qu'ayant été si facilement découverte dans les excrémens du boa constrictor, il n'est pas probable qu'elle eût échappé, pendant aussi long-temps, dans les Calculs urinaires humains, si souvent soumis, et avec tant de succès, à l'examen des chimistes anglais. Outre l'échantillon d'urate d'ammoniaque, provenant des excrémens du boa constrictor, dont je suis redevable au docteur PROUT, il a bien voulu me donner un échantillon d'une autre substance excrémentielle du même animal, qu'on disait avoir été vomie par lui pendant la digestion. Cette substance était sous la forme d'une masse brunâtre, légère, spongieuse, dans laquelle on distinguait facilement du poil des lapins que le serpent avait dévorés. Je trouvai qu'elle ne contenait point d'acide urique, mais qu'elle consistait principalement dans du phosphate de chaux, et elle ne me parut être autre chose que le résidu non digéré de la nourriture de l'animal.

Concrétions des Goutteux. — Je ne dois pas omettre de faire ici mention des concrétions des goutteux, ou ces indurations semblables à de la craie, qui se trouvent dans les articulations des personnes qui ont été pendant long-temps sujettes à la goutte, et que le docteur WOLLASTON a reconnues être de l'acide urique et de la soude (*Trans. Philos.* pour 1797). Cette substance est blanche, douce et friable. Elle est à peine soluble dans l'eau bouillante ; mais elle se dissout aisément dans la potasse caustique. On peut facilement séparer la soude de l'acide urique, au moyen des acides sulfurique ou muriatique.

Calculs biliaires. —La seule espèce de concré-tions animales dont je n'aie pas encore fait men-tion, est celle des Calculs biliaires. Il est bien connu que ces Calculs varient beaucoup en gros-seur et dans leur apparence extérieure, et qu'il existe aussi de très-grandes différences dans leur composition chimique ; mais ils ont tous certains caractères auxquels on peut facilement les recon-naître. Telles sont les propriétés qu'ils ont d'être plus légers que l'eau, de se dissoudre en partie dans l'alcool ou l'éther, et en partie dans les les-sives alcalines. Ces concrétions contiennent toutes réellement la substance appelée par FOURCROY,

adipocire, nom qui exprime sa nature chimique.
On attribue leurs variétés de couleur et d'apparence à la nature et aux proportions diverses de
la bile, avec laquelle elles sont plus ou moins com-
binées*. Les Calculs biliaires du bœuf diffèrent de
ceux de l'espèce humaine, vraisemblablement
en ce qu'ils participent beaucoup de la nature
de la bile. Leur couleur est d'un beau jaune, de
manière à les rendre propres à la peinture, et ils
jouissent de propriétés identiques avec celles de
la matière jaune de la bile.

---

* *Espèce nouvelle de Calcul biliaire.* — J'ai vu et analysé,
dans ces derniers temps (janvier 1819), un gros Calcul biliaire,
différant entièrement dans sa composition chimique de ceux
ci-devant décrits, et présentant, autant que je peux le savoir,
un fait nouveau dans l'histoire de ces corps. Cette concrétion ne
contenait point d'adipocire, et consistait, en totalité , dans
du carbonate de chaux teint par de la bile. Il était d'un jaune
vif, plus pesant que l'eau, et avait environ sept centimètres de
long, sur six environ dans sa plus grande circonférence. Cette
production extraordinaire fut trouvée dans la vésicule du fiel
d'un corps mort, par M. GREEN, démonstrateur d'anatomie à
l'hôpital Saint-Thomas.

CHAPITRE VIII.

Du Traitement médical des maladies calculeuses, et des Principes chimiques et physiologiques qui se rapportent à ce Traitement.

Limites probables des pouvoirs de la médecine. — Dans ce que j'ai à exposer sur ce sujet, je crois devoir d'abord prévenir qu'en essayant de faire l'application des principes chimiques à cette branche de la médecine pratique, on ne peut pas raisonnablement s'attendre que des Calculs logés dans les organes urinaires, et déjà trop gros pour être rendus par les voies naturelles, puissent être effectivement dissous par aucun mode de traitement interne. Le seul secours que nous puissions avec quelque confiance espérer de la médecine, dans cette maladie, est ou de prévenir l'accroissement de Calculs déjà formés, ou, ce qui est plus important encore, de prémunir la constitution de ceux qui y sont sujets, contre l'influence des diathèses, ou affections particulières qui donnent naissance à la maladie. Mais quoique nous ne puissions pas agir matériellement par des remèdes sur de grosses concrétions, à raison de la résistance que la force de cohésion de semblables Calculs, et le peu d'étendue de la surface qu'ils présentent relativement à leur masse, oppose nécessairement ; il y a certainement néanmoins des cas où quelqu'action peut être exercée sur de petits Calculs ou gravier, de manière à émousser leurs bords aigus, et à les rendre ainsi susceptibles d'être évacués par l'urètre avec moins de difficulté ou d'inconvénient. A tout événement, puisqu'en essayant de faire disparaître des Calculs, nous avons à combattre des corps inorganisés qui, quoique contenus dans des parties vivantes, n'obéissent point aux lois du principe vivifiant, on peut franchement en conclure, qu'à moins d'avoir recours aux moyens qu'offre la chirurgie, c'est en grande partie sur des principes chimiques que nos vues de traitement doivent se porter.

Considérations sur la Nature de l'Urine. —Les principes généraux sur lesquels repose le traitement chimique de la maladie, se liant nécessairement aux circonstances de la sécrétion de l'urine, il devient indispensable d'entrer dans quelques explications sur ce sujet.

Parmi un grand nombre de substances salines

diverses que l'urine humaine contient, il en est quelques-unes qu'il convient de prendre plus particulièrement en considération, comme étant comparativement peu solubles, et par conséquent plus susceptibles que d'autres de se séparer sous forme concrète. Ces substances sont le phosphate de chaux, le phosphate de magnésie et l'acide urique. Les deux sels terreux sont tenus en dissolution, principalement par l'acide phosphorique, mais en partie aussi par l'acide lactique, ainsi que l'a fait voir le professeur BERZELIUS *. Il a été observé depuis long-temps que l'urine saine, lorsqu'elle vient d'être évacuée, est légèrement acide, ce qui se reconnaît à la propriété qu'elle a de faire tourner au rouge les couleurs bleues végétales. Cet effet est due en partie à un excès de l'acide phosphorique, et en partie aux acides lactique et urique, des portions de ces derniers acides restant non-combinées dans l'urine, à raison de ce que leurs attractions, pour les bases salines, sont les plus faibles.

---

* Le traité de M. BERZELIUS sur la chimie animale, qui, d'après les fragmens qui en ont été publiés en France et en Angleterre, paraît renfermer beaucoup plus d'observations originales qu'aucun autre ouvrage sur ce sujet, n'a malheureusement pas été traduit en Anglais. Cependant, M. BERZELIUS publia lui-même, dans le troisième volume des *Transactions medico-chirurgicales*, un Extrait très-intéressant de ses observations sur les fluides animaux.

Après un jour ou deux de repos de l'urine, ou simplement quelquefois pendant son refroidissement, il s'en dépose spontanément des portions d'acide urique et de phosphate de chaux; mais si elle a été gardée pendant un temps assez long, une décomposition s'ensuit, et il se produit une certaine quantité d'ammoniaque, qui neutralise, en s'y unissant, toute portion d'acide non-combiné que l'urine contient, et il en résulte la précipitation des sels terreux et moins solubles, spécialement du phosphate de chaux et du phosphate ammoniaco-magnésien*.

Les Alcalis précipitent les Phosphates terreux. — Il suit de ces circonstances, que si l'on ajoute un alcali quelconque, quelques gouttes d'ammoniaque, par exemple, à de l'urine fraîche, il se manifeste un nuage blanc, et il se forme un sédiment, consistant en phosphate de chaux avec un peu de phosphate ammoniaco-magnésien,

---

* Ceci explique le fait déjà mentionné, que lorsque de la matière calculeuse s'est formée autour de quelque substance étrangère accidentellement introduite dans la vessie, et qu'elle obstrue ou restreint la sortie de l'urine, le dépôt consiste toujours, ou, au-moins principalement, dans les phosphates, parce que, dans ces cas, l'urine éprouve un commencement de décomposition. C'est ainsi que nous pouvons facilement nous rendre raison de la formation d'une croûte des phosphates sur un noyau de Calculs urique ou mural, ce qui se rencontre très-fréquemment.

dans la proportion d'environ 2 grains (13 centi-grammes) sur 4 onces (124 grammes) d'urine. L'eau de chaux produit un précipité de même nature, qui est encore plus abondant; car la chaux, en se combinant avec l'excès d'acide phosphorique, et peut-être aussi d'acide lactique, précipite non-seulement le phosphate de chaux que ces acides tenaient en dissolution, mais encore elle décompose les autres phosphates, et donne ainsi lieu à la production d'une quantité additionnelle du phosphate de chaux qui se dépose aussi.

Les Acides précipitent l'Acide urique. — Si, au contraire, on ajoute à de l'urine saine fraîche une petite quantité d'un acide quelconque, soit phosphorique, soit muriatique, ou même de vinaigre ordinaire, et qu'on laisse le mélange en repos pendant un ou deux jours, il se déposera peu-à-peu sur la surface intérieure du vase, des particules cristallines rougeâtres d'acide urique.

Vue sommaire du Traitement médical dans les cas de Calculs d'acide urique ou terreux. — C'est sur ces deux faits généraux que reposent, en dernier résultat, nos principes de traitement chimique. Toutes les fois que la sécrétion urique prédomine, les alcalis sont les remèdes appropriés; et

les acides, particulièrement l'acide muriatique,
sont les agens auxquels il faut avoir recours,
lorsque ce sont les sels calcaires ou magnésiens
qui forment principalement le dépôt.

*Les Acides ou les Alcalis peuvent-ils être portés
dans les voies urinaires ?* — Mais avant que nous
puissions adopter pleinement ces principes généraux, plusieurs questions se présentent d'elles-
mêmes. On demandera naturellement d'abord si
l'on peut en effet transporter des acides ou des
alcalis dans les voies urinaires par le moyen de
la circulation ? Relativement aux alcalis, la question a été depuis long-temps décidée affirmati-
vement, d'après les autorités les plus respectables ; et la plupart des praticiens d'aujourd'hui
doivent en effet avoir eu des occasions d'observer,
qu'un long usage de remèdes alcalins, non-seulement prive souvent l'urine de ses propriétés
acides, mais encore qu'elle deviendra décidé-
ment alcaline, et même capable (ainsi que le fit
connaître l'évêque de Landaff) de dissoudre
l'acide urique [1]. Un cas qui éclaircit ce fait, fut
publié, il y a quelques années, par le docteur
BOSTOCK [2] ; et M. BRANDE a fait voir que cette alca-

---

[1] *Whytt's Works*, 4.º, p. 446.
[2] *Medico-chir. Trans.*, vol. V, p. 81.

lescence est produite dans l'urine, peu de minutes après qu'on a pris les alcalis, soit à l'état caustique ou à l'état carbonaté[1].

Doutes relativement aux Acides à cet égard. — Quant aux acides, la question n'est pas aussi facile à résoudre ; car l'urine étant naturellement acide, et contenant spécialement l'un et l'autre acides sulfurique et muriatique[2], qui sont ceux que l'on emploie ordinairement comme remèdes, il n'est pas aussi aisé de s'assurer de toute petite augmentation quelconque dans l'urine, de l'un ou de l'autre de ces acides, résultant de ce qu'ils ont été pris dans l'estomac. Il a cependant été avancé par quelques chimistes, et particulièrement par M. BRANDE, que des acides pris dans l'estomac peuvent être en effet portés dans la vessie[3], ce que ce chimiste a plus spécialement essayé de reconnaître par expérience, relativement à l'acide carbonique. (*Phil. Trans.*, 1810, p. 146.) Malheureusement, cependant, quoiqu'il soit certain que les alcalis peuvent être portés dans les voies urinaires, et qu'il est possible qu'il

---

[1] *Phil. Trans.* 1810, p. 143.

[2] Le docteur PROUT croit aussi avoir découvert la présence de l'acide nitrique dans le sédiment cramoisi-rose de quelques échantillons d'urine morbide. *Medico-chir. Trans.*, vol. IX, p. 481.

[3] *Phil. Trans.* 1808, p. 242.

10 *

en soit ainsi des acides, néanmoins l'expérience
a fait voir que la quantité des uns ou des autres
de ces corps, qui y parvient ainsi par le moyen
de la circulation, est si petite, qu'il n'en peut
résulter que très-peu d'action, s'il s'en exerce
aucune, sur de gros Calculs déjà existans, avec
quelque liberté ou quelque persévérance qu'on
puisse faire usage de ces remèdes. Mais il a été
bien évidemment prouvé que nous pouvons, dans
beaucoup de cas, produire un effet süffisant pour
réprimer la diathèse prédominante, et même
quelquefois pour donner naissance à un dépôt
calculeux dépendant d'un état opposé du systême; changement dont j'ai été moi - même
plusieurs fois témoin *.

---

*Entre plusieurs exemples bien authentiques de ce genre qui
sont venus à ma connaissance, sur l'autorité d'autres observateurs, je citerai les deux suivans :

Une personne d'un âge moyen, s'occupant de littérature, d'une
fermeté d'esprit et d'une rectitude d'observation remarquables,
dont le fils était médecin, et philosophe distingué, fut attaqué de
symptômes de Calculs dans les reins, accompagnés de paroxismes
fréquens et aigus, se terminant généralement par l'évacuation de
fragmens calculeux d'acide urique. Il continua, pendant environ
vingt ans, à être dans un état de souffrance presque continuel,
et s'augmentant, faisant usage de divers remèdes, spécialement
d'eau de chaux et de savon, avec une grande persévérance, en
éprouvant quelquefois du bien, mais sans avantage permanent.
A la fin, il commença, sur le conseil que lui en donna son fils,
médecin, l'usage chaque jour d'une lessive alcaline, et en doses
considérables. Le soulagement que ce remède lui procura fut si

Autre manière de considérer les effets d'Agens chimiques. — Mais en supposant même qu'aucun

---

grand et si manifeste, qu'il le continua ainsi pendant dix ans ; et au bout de ce temps, il mourut, dans un âge très-avancé, d'une complication d'infirmités, l'affection calculeuse n'ayant pas cessé, cependant, d'être sensiblement mitigée pendant les dernières années de sa vie. Je suis en possession d'un journal de ce cas intéressant, tenu, jour par jour, avec un soin et une exactitude remarquables, par le malade lui-même, pendant plus de trente ans, journal que, sur la fin de sa vie, il termine par l'observation importante qui suit : « ayant ainsi continué une relation exacte de faits, pendant dix années de l'usage de la lessive jusqu'à ce jour, je n'en tirerai d'autre conséquence, sinon de donner à d'autres, d'après ma propre expérience, l'assurance que l'emploi de ce remède peut être continué avec sûreté, lorsqu'on le prend régulièrement ; et, dans tous les cas ordinaires, avec le plus grand espoir de succès ».

Je conserve aussi les nombreux échantillons de Calculs que cet intéressant malade rendit à différentes époques ; et j'observe que ceux qu'il évacua tandis qu'il prenait de la lessive alcaline, quoiqu'encore de nature urique, étaient, dans quelques exemples, évidemment recouverts d'une croûte blanchâtre, contenant de petites portions de phosphate de chaux ; et quelques-uns de ces Calculs avaient leurs angles arrondis, et leurs bords émoussés, d'une manière qu'il serait difficile d'expliquer autrement que par l'effet long-temps prolongé du remède alcalin. Après la mort, on trouva, et dans les reins et dans la vessie, des Calculs d'une grosseur considérable : quelques-uns d'entre eux avaient leur surface modifiée par le remède alcalin, comme les fragmens dont je viens de parler, et la texture des couches extérieures était devenue si lâche, qu'il paraissait évident qu'il en avait été détaché des écailles par une espèce de procédé d'exfoliation.

L'autre cas se présenta, peu de temps après, à M. Astley Cooper, se trouvant en consultation avec le docteur Baillie, et M. Freeman, chirurgien. Ce fut ce dernier qui, conjointement avec M. Cooper, et le malade lui-même, voulut bien me donner atôme d'acide ou d'alcali ne pût parvenir dans les voies urinaires, il ne serait pas déraisonnable encore de s'attendre à voir ces remèdes produire respectivement les changemens désirés pendant les premières époques d'assimilation. Dans un cas, en neutralisant tout excès morbide quelconque dans les premières voies ; et dans l'autre, -

les détails suivans ; et quoiqu'il me fût facile de relater plusieurs exemples de ce genre, que j'ai observés moi-même, je préfère choisir celui-ci, comme pouvant avoir plus de poids. Une personne, venue de Birmingham à Londres pour se consulter, souffrait d'une vive irritation dans sa vessie et dans l'urètre, accompagnée de fréquentes envies d'uriner, et d'évacuation copieuse de sable blanc, mêlé de particules cristallines éclatantes, dont la quantité s'élevait de 8 à 10 grains (52 à 64 centigrammes) chaque fois qu'il urinait. L'acide muriatique lui fut prescrit, à la dose de cinq gouttes de l'acide concentré convenablement étendu , à prendre trois ou quatre fois par jour. Au bout de peu de jours, il y eut du relâche dans les symptômes, et l'urine commença à déposer de l'acide urique, sous la forme d'un sédiment rouge. Ce traitement fut continué pendant environ deux mois ; et dans cet intervalle, il n'y eut d'autre évacuation calculeuse que celle, de temps-en-temps, d'un peu d'acide urique ; et aujourd'hui, la santé du malade est considérablement améliorée, et son urine ne présente plus de dépôt calculeux.

Le cas de lord WALPOLE, publié par lui même dans les *Transactions philosophiques* pour 1751 , est évidemment d'un genre analogue. Il insistait fortement sur le soulagement qu'il avait éprouvé de l'usage intérieur de savon et d'eau de chaux ; et lorsqu'il mourut en 1757, sir JOHN PRINGLE, qui présenta , dans les *Transactions philosophiques* , vol. I.er , un exposé de l'état dans lequel son corps avait été trouvé, annonce qu'on avait rencontré dans la vessie trois petites pierres arrondies ; et toutes les circonstances du cas se réunissaient pour indiquer quelque action exercée sur les Calculs par l'usage long-temps prolongé de ces remèdes.

en réprimant une tendance à l'alcalescence, ou en troublant de toute autre manière les affinités qui, dans la marche subséquente de l'assimilation et de la sécrétion, donnent lieu aux affections calculeuses.

Manière d'administrer les remèdes acides ou alcalins. — Quant au mode d'administrer les remèdes acides ou alcalins, il ne présente aucune difficulté dans la pratique. Il est très-peu d'estomacs susceptibles d'être essentiellement dérangés par des doses modérées d'acides minéraux ou d'alcalis carbonatés.

Acides. — Les personnes même qui sont sujettes à ce qu'on appelle ordinairement aigreur de l'estomac, peuvent souvent prendre de l'acide muriatique convenablement étendu, sans éprouver d'incommodité; et il est de plus, à ma connaissance, que des personnes affectées d'aigreur d'estomac, se sont bien trouvées de l'usage de ce remède. Il y a à-la-vérité cette différence entre les acides minéraux et végétaux, qu'il est possible que ceux-ci soient décomposés dans le procédé de l'assimilation, et qu'il se forme alors des combinaisons nouvelles, dont la tendance peut être préjudiciable; tandis que les acides minéraux, quoique jouissant de pouvoirs énergiques de combinaison , ne sont pas susceptibles d'être décomposés dans les organes digestifs. De cinq à vingt-cinq gouttes d'acide muriatique concentré , étendu d'une quantité d'eau suffisante, prises deux à trois fois par jour, sont les doses dans lesquelles j'ai ordinairement administré ce remède.

Alcalis. — La manière dont on prend ordinairement et le plus convenablement les alcalis, est celle de la boisson artificielle, bien connue sous le nom d'*eau de soude (soda-water)* , dans laquelle l'alcali carbonaté étant sursaturé d'acide carbonique , au moyen d'une forte pression mécanique , perd son goût caustique et désagréable ; de manière qu'un verre ordinaire, non à patte, ou sans pied *(tumbler-glass)*, rempli de cette eau, contenant de un demi à un dragme (de 2 à 4 grammes) de l'alcali carbonaté, est une boisson agréable , dans laquelle les effets nuisibles de la causticité de l'alcali sont entièrement détruits. Lorsque cependant on ne peut pas se procurer de cette eau médicinale , il est facile d'y suppléer , en faisant dissoudre dans une petite quantité d'eau , de 5 à 20 ou 30 grains (de 3 à 12 ou 18 décigrammes) de carbonate de soude , soit à l'état de sous-carbonate , ou de carbonate neutre cristallisé, et en prenant deux ou trois fois par jour de cette dissolution. L'usage de ce remède produit du soulagement, sans occasionner aucun inconvénient sensible.

Question sur la manière d'agir des Carbonates alcalins dans les Affections calculeuses. — Mais relativement à l'emploi d'alcali à l'état de carbonate, on peut demander comment il est possible que cet alcali, quoique neutralisé, ou même sursaturé d'acide carbonique, conserve encore la faculté de donner à l'urine des propriétés alcalines. C'est cependant un fait hors de doute, et il nous est connu, d'après l'autorité de sir Gilbert Blane (*Medical and Chirurgical Trans.*, vol. III, p. 339), que même le citrate de soude, mis à l'état de boisson saline ordinaire, peut encore priver l'urine de ses propriétés acides.

La difficulté que semble présenter l'emploi des carbonates alcalins, peut être facilement expliquée ; car il est évident que l'acide carbonique n'ayant qu'une attraction très-faible pour les bases alcalines, l'alcali du carbonate peut se combiner dans l'estomac, en le neutralisant, avec tout acide libre, qui pouvait provoquer la secrétion de matière urique, tandis que l'acide carbonique ainsi dégagé, est expulsé de l'estomac dans son état de gaz.

En ce qui concerne l'acide citrique, le cas est un peu différent, puisqu'après avoir abandonné son alcali, cet acide reste dans l'estomac, où il pourrait être supposé produire cette diathèse, qui est favorable au développement du dépôt de nature urique ; mais on peut penser, avec sir GILBERT BLANE, qui le conçoit ainsi, que les organes d'assimilation ou de sécrétion ont le pouvoir de décomposer le citrate de soude, et de retenir seulement sa base alcaline.

Sur l'Action de l'Acide carbonique. — Le principal objet de l'emploi d'acide carbonique dans les affections calculeuses, est sans doute de le faire servir comme véhicule convenable des remèdes alcalins ; mais plusieurs observateurs médecins et chimistes, dont l'opinion est d'un très-grand poids, ont annoncé que l'acide carbonique libre pouvait lui-même pénétrer dans les fluides de la circulation, et être effectivement porté par eux dans la vessie, où, à cet état d'acide libre, il agit comme dissolvant sur les Calculs qui y sont contenus. Le docteur PRIESTLEY penchait vers cette opinion (*Experiments and Observations on air*, vol. II, p. 216) ; et le docteur PERCIVAL considéra le fait comme pleinement établi. (*PERCIVAL's Works*, vol. V, p. 119.) Le docteur DOBSON (*Commentary on fixed air*), le docteur Saunders et le docteur Falconner ont tous soutenu des opinions semblables.

Cependant, ces notions sur la propriété dissolvante de l'acide carbonique, et sa faculté d'arriver, par la circulation, jusqu'à la vessie, ne pouvaient être que conjecturales à l'époque où elles furent publiées. Car la nature des Calculs urinaires étant alors presque inconnue, tout raisonnement quelconque, sur les pouvoirs dissolvans de ces corps, ne devait être qu'extrêmement vague et hypothétique; et les motifs d'après lesquels ces écrivains établissaient la possibilité du transport de l'acide carbonique à la vessie, étaient évidemment très-peu fondés. Plus récemment, néanmoins, M. Brande, se dirigeant d'après quelques conséquences qui dérivaient des découvertes du docteur Wollaston, sur la nature des Calculs urinaires, administra de l'eau imprégnée d'acide carbonique, à un malade sujet à évacuer, avec son urine, un sable blanc, composé des phosphates de chaux et de magnésie, et il observa que le dépôt cessait d'avoir lieu, tant qu'on faisait usage de cette eau acidulée, et qu'il commençait à reparaître dès qu'on l'abandonnait. M. Brande fait aussi mention de quelques expériences, qui le portèrent à conclure, que l'urine des personnes qui boivent des eaux imprégnées d'acide carbonique, contient une quantité surabondante de cet acide, qui peut être séparée, à l'état de gaz, de l'urine, au moyen de la machine pneumatique. (*Trans. philos.*, 1810, p. 146.)

L'Urine contient-elle de l'Acide carbonique libre ? — Mais comme M. BRANDE ne donne point de détails sur sa manière d'opérer, et que je sais, d'après mes propres expériences, dont les résultats se sont trouvés un peu différens, combien il est difficile d'éviter toutes sources d'erreur dans une recherche sur ce sujet, j'avoue que je considère encore le fait du passage du gaz acide carbonique, de l'estomac dans l'urine, comme très-peu probable *.

---

* Les expériences que j'ai faites sur ce sujet, sont les suivantes : de l'urine, rendue à jeun, ayant été abandonnée au repos pendant environ une heure, fut chauffée au bain-marie, à environ 50 degrés centigrades, et exposée alors sous le récipient d'une machine pneumatique, avec un appareil disposé de manière à faire traverser une petite quantité d'eau de chaux par tout fluide qui s'en dégagerait. L'urine entra bientôt en ébullition, et il passa un courant de matière gazeuse à travers l'eau de chaux, qui devint dans peu de minutes entièrement laiteuse, et déposa un précipité calcaire, faisant effervescence avec les acides.

Soupçonnant que le refroidissement de l'urine, avant qu'elle eût été chauffée ensuite, pouvait avoir donné lieu, dans cette expérience, à la formation et au dégagement d'acide carbonique, je la répétai, avec cette différence, que l'urine fut placée sous le récipient de la machine pneumatique, au moment où elle venait

Il n'est pas, au surplus, difficile de concevoir que l'introduction d'acide carbonique dans l'estomac puisse, comme celle des acides minéraux ou des alcalis, et divers autres agens médicinaux, produire, sur les organes digestifs, des effets stimulans, qui contrarient, indépendamment de toute action chimique, l'action

---

d'être rendue, et n'ayant alors que son degré naturel de chaleur. Il n'y eut, dans ce cas, aucun dégagement quelconque de gaz acide carbonique, quoique l'expérience eût été, à l'exception de la circonstance dont je viens de faire mention, conduite exactement de la même manière que dans l'expérience précédente.

Dans une autre expérience que je fis sur de l'urine évacuée une heure environ *après* le déjeûner, je ne pus découvrir la moindre trace d'acide carbonique. Dans la même matinée, je bus, d'un seul trait, environ une peinte (près d'un demi-litre) de l'eau de soude de paul fortement carbonatée ; et ayant examiné, comme je viens de l'exposer, l'urine évacuée environ une heure après, elle ne me parut pas contenir un atôme de gaz acide carbonique.

Je pris alors assez de confiance dans la réalité de ma conjecture, relativement à la cause du dégagement d'acide carbonique ; mais en répétant l'expérience un matin après déjeûner, en présence du docteur Wollaston, l'urine donna, à mon grand étonnement, de l'acide carbonique, quoiqu'on ne l'eût ni laissé refroidir, ni exposée à aucune élévation subséquente quelconque de température.

Dans plusieurs essais que j'ai faits depuis, à différentes époques du jour, il y a toujours également eu dégagement de gaz acide carbonique ; et ces résultats différens semblent devoir porter à conclure que le dégagement de gaz acide carbonique de l'urine, soit qu'il provienne de la présence d'acide carbonique libre, ou de quelque décomposition de l'urée, ou autre matière animale contenue dans ce fluide, dépend de certains états du corps, au moment où l'urine est sécrétée, plutôt que de l'introduction de l'acide gazeux à travers les organes digestifs.

particulière qui donne lieu aux concrétions urinaires.

Sur l'usage et l'abus de la Magnésie. — Le moyen adopté dans la pratique, de substituer l'usage de la magnésie à celui des remèdes alcalins, dans les cas de Calculs d'acide urique (emploi qui fut indiqué par sir EVERARD HOME et par M. HATCHETT, et annoncé au public par M. W. BRANDE (*Phil. Trans.*, 1810, p. 136), est une addition utile au traitement médical des affections calculeuses. La magnésie ayant moins d'action sur l'estomac, quoique capable, cependant, de détruire l'acidité dans les organes digestifs (inconvénient qui accompagne généralement la diathèse calculeuse), on a souvent reconnu que l'usage de cette terre est plus avantageux dans les cas longuement prolongés, que celui d'alcali caustique ou sous-carbonaté, dont l'emploi constant finirait par offenser l'estomac. Telle est cependant la propension du public à exalter l'utilité d'une pratique nouvelle, ou à se tromper sur son application convenable, qu'il y a tout lieu de croire, que l'usage de la magnésie a été, dans ces dernières années, une source fréquente de maux dans les affections calculeuses.

D'abord, on ne peut mettre en doute, que

toutes les fois qu'il est nécessaire de donner
à l'urine des propriétés alcalines, les alcalis minéraux ne remplissent plus promptement et plus
aisément ce but que la magnésie, substance
beaucoup moins soluble, dont les effets avantageux sont principalement attribués à la faculté
qu'elle a d'absorber, en s'y combinant, tout
acide surabondant dans les premières voies, et
d'acquérir ainsi une propriété apéritive *. Mais il
est une autre et plus importante objection,
contre l'usage, fait sans discernement, de magnésie; c'est que cette terre étant la base de
l'une des espèces les plus communes de Calculs,
le phosphate ammoniaco-magnésien, il y a à-
peu-près même chance à courir; que l'emploi
de cette terre sera nuisible, lorsqu'il est prescrit
sans connaissance préalable de la nature du
Calcul, non-seulement comme fournissant le
principal élément du phosphate ammoniaco-

---

* On a prétendu aussi que l'utilité particulière de l'emploi de la
magnésie, peut résulter en grande partie, de ce qu'elle est insoluble, à moins qu'il n'y ait présence d'acide. Les alcalis, qui se
dissolvent aisément dans tous les liquides qu'ils rencontrent dans
l'estomac, qu'il y ait, ou non, un acide présent, sont plus promptement entraînés hors de cet organe; mais l'effet produit par la
magnésie est plus gradué, parce qu'il reste quelque temps dans
l'estomac, où il peut successivement neutraliser toutes portions
d'acide qui peuvent s'être formées dans cet organe pendant qu'il
y séjourne, et qui favoriseraient la production d'acide urique.

magnésien, mais encore, en neutralisant dans les premières voies toute portion d'acide libre, au moyen de laquelle la matière calculeuse aurait pu être tenue en dissolution.

J'ai été plusieurs fois témoin, dans ces dernières années, qu'il en peut arriver ainsi. J'ai vu, en effet, des malades qui, pendant des mois, ou même des années, étaient dans l'habitude de prendre chaque jour des doses de magnésie, soit d'après l'avis des personnes de l'art qui les traitaient, soit pour se conformer à la pratique populaire, et cela dans la vue de se débarrasser, par l'usage de cette terre, de Calculs ou graviers, qu'à l'examen on reconnut être de l'espèce magnésienne ou fusible : le mal s'était de plus en plus confirmé, et les malades, trompés par les propriétés neutralisantes et apéritives de la terre alcaline, qu'ils considéraient comme ses facultés dissolvantes supposées, avaient continué cette pratique funeste, jusqu'à ce que l'examen du sable déposé par l'urine, ou de quelque fragment de Calcul, les eût fait revenir de cette erreur.

J'ai déjà eu l'occasion, dans un chapitre précédent, de signaler une autre espèce d'inconvénient, qui résulte quelquefois de l'usage peu raisonné, et dans lequel on s'obstine, de la magnésie ; M. Edward Brande a fait remarquer dernièrement ce même inconvénient (*Journal of the royal Institution*, vol. I, p. 297.) Il consiste dans l'accumulation et la consolidation de grosses masses de magnésie, qui, par des causes accidentelles, sont quelquefois retenues dans les intestins, dans lesquels on a reconnu qu'elles produisent des effets fâcheux, et même funestes*.

Les remèdes alcalins appaisent l'irritation. — Je ne saurais me dispenser, pendant que je traite des remèdes alcalins, de faire observer que l'emploi d'alcalis, dans les affections calculeuses, ne se rapporte évidemment pas à la seule considération de leur action chimique, puisqu'on reconnaît également qu'ils diminuent l'irritation de la vessie, et provoquent l'écoulement de l'urine, lors même que, d'après la nature chimique des concrétions, les remèdes alcalins ne peuvent être d'aucun usage comme dissolvans.

---

* Il fut fait mention, il y a quelques années, d'un cas de cette espèce, observé par le docteur Henry, et publié par le docteur Monro, dans son ouvrage ayant pour titre : *Morbid Anatomy of the Gullet, etc.* Le docteur Henry qui, conjointement avec son père, a introduit des perfectionnemens importans dans la préparation et la purification de la magnésie, n'a négligé aucune occasion de mettre le public en garde contre le danger d'un usage excessif ou mal raisonné de cette terre.

Cet effet, dont il n'a pas encore été donné, je crois, d'explication plausible, se remarque, soit que l'alcali s'emploie ou non à l'état caustique; et cet effet paraît être aussi, à un certain point, produit par la magnésie. Des praticiens peuvent donc être quelquefois portés à recourir à ces remèdes comme palliatifs, lorsque l'irritation est extrêmement vive, même quoique sachant, d'après la connaissance qu'ils ont de la nature du Calcul, que les alcalis ne peuvent procurer aucun avantage essentiel permanent. Dans des cas de ce genre, l'addition d'opium à l'alcali est l'auxiliaire le plus puissant, et son utilité a été établie d'une manière bien positive par sir G. BLANE, dans son Mémoire, auquel j'ai déjà eu occasion de renvoyer. (*Medical et Chirurgical Transactions*, vol. III.)

Secrétion muqueuse morbide. — Il est nécessaire aussi de remarquer, que la présence de Calculs dans les voies urinaires, et même la simple tendance à secréter la matière calculeuse, est toujours accompagnée, plus ou moins, d'une secrétion, par les parois de la vessie, d'un mucus visqueux, qui aide beaucoup à la formation des concrétions. Ce cas m'a paru être plus spécialement celui où le dépôt calculeux est de l'espèce crayeuse ou fusible. Cette secrétion n'est probablement, d'abord, qu'une conséquence ; mais elle devient bientôt une cause qui concourt à la formation des concrétions urinaires. Malheureusement l'emploi d'alcalis tend à augmenter cet inconvénient, en précipitant de l'urine le mucus qui y est tenu en dissolution par l'excès d'acide phosphorique. L'acide muriatique, au contraire, lorsqu'il est abondamment délayé, produit quelquefois, à un degré remarquable, l'effet d'arrêter la secrétion muqueuse. Mais son effet peut être aussi d'augmenter l'irritation de la vessie ; et, ce cas arrivant, il devient nécessaire d'en suspendre entièrement l'usage. Ces circonstances se réunissent toutes pour faire voir que lorsqu'on essaye d'apporter, par des remèdes, du soulagement dans les maladies calculeuses, les vues chimiques de traitement doivent céder au besoin à des considérations qui s'y rapportent, et qui exigent une attention plus immédiate.

Ce mucus, qui est dans tous les temps secrété en petites quantités par la vessie, mais qui prend un point remarquable, lorsqu'il y a inflammation dans la membrane, un caractère glutineux et filant est sans aucun doute un des ingrédiens de la matière animale, ou ciment, qui lie ensemble les couches ou dépôt successifs des Calculs urinaires. Ce ciment, cependant, paraît être de nature composée, et varier dans les différentes espèces de Calculs [1]. Le docteur HENRY le considère comme consistant principalement en albumine [2], et d'autres chimistes, au nombre desquels est M. BRANDE [3], ont découvert des quantités considérables d'urée dans des Calculs urinaires, circonstance qui est souvent indiquée par l'odeur particulière que ces Calculs exhalent lorsqu'ils sont exposés au chalumeau.

Difficulté dans le traitement résultant des alternations de dépôts calculeux. — J'ai fait plus d'une fois remarquer la difficulté que peuvent présenter, dans le traitement des Calculs, les changemens qui ont lieu, soit que ces changemens se soient spontanément opérés dans la nature de la secrétion calculeuse, ou qu'ils soient résultés de l'usage de remèdes particuliers [4]. Ce cas offre, en effet, la principale difficulté dans la pratique ;

---

[1] FOURCROY, *Système des Connaissances chimiques*, in-4.º, vol. V, p. 537.

[2] *Dissertatio de acido urico*, p. 13.

[3] *Phil. Trans.*, 1808, p. 229.

[4] Il m'est arrivé, dans quelques cas, de rencontrer et du sable de Calcul fusible, et du sable de Calcul d'acide urique mêlés ensemble dans l'urine. J'attribuais cette circonstance à un changement dans la secrétion qui avoit alors lieu. Mais il arrive assez fréquemment qu'une de ces secrétions s'arrête, et qu'elle est immédiatement suivie par l'autre, sur-tout lorsqu'on fait usage de remèdes, dans la vue de combattre la diathèse qui domine.

mais par un examen attentif de l'état de l'urine, et spécialement du sédiment qui s'y forme, cette difficulté peut être vaincue. Dans la plupart des cas, comme surtout dans les affections calculeuses, les malades sont ordinairement sujets à rendre des graviers ou petits fragmens. Ces évacuations doivent suffire pour mettre le praticien en état de reconnaître la nature de la secrétion calculeuse qui prédomine alors ; et il peut, en conséquence, diriger son traitement sur les moyens de combattre cette diathèse. Quant aux différens modes d'examen de la matière calculeuse, ils ont été si complètement décrits dans ce qui précède, qu'il serait tout-à-fait superflu d'en parler ici de nouveau. Mais le docteur Prout a bien voulu me faire part d'une observation que je crois neuve, et qui peut aider à se former une conjecture sur la nature du Calcul, d'après l'examen de l'urine, lorsqu'on ne peut se procurer aucun autre moyen de la reconnaître avec plus d'évidence. La remarque du docteur Prout est, que ce sont les phosphates qui, généralement, prédominent dans l'urine, lorsqu'elle contient de l'urée en abondance; tandis que si l'urine est chargée de matière colorante et extractive, on en peut conclure que l'acide urique est la secrétion principale. Il résulte également de l'observation du docteur Prout, que, quoique l'urée et l'acide urique n'existent pas ensemble en grandes quantités dans l'urine, lorsque les phosphates manquent ; cependant, ces trois substances, l'urée, l'acide urique et les phosphates, s'y trouvent quelquefois en abondance.

Méthode proposée par Fourcroy, pour reconnaître la nature d'un Calcul dans la vessie. — Fourcroy avait proposé, il y a déjà long-temps, comme moyens de reconnaître la nature d'un Calcul contenu dans la vessie, d'introduire successivement dans cet organe, par l'urètre, une très-faible lessive de potasse, ou de l'acide muriatique affaibli, et, après que ces injections sont restées pendant quelque temps dans la vessie, d'en examiner l'état, lors de leur évacuation avec l'urine. Si, en ajoutant à la lessive alcaline, mêlée avec l'urine, un peu d'acide muriatique étendu, il y produit un précipité, on en peut conclure que le Calcul dans la vessie est principalement formé d'acide urique. Si, d'un autre côté, c'est l'acide muriatique qui a été injecté dans la vessie, et que, par l'emploi de leurs réactifs respectifs, on découvre dans l'urine, au sortir de la vessie, la présence de la chaux et de la magnésie, on en peut conclure que le Calcul consiste dans les phosphates. Il paraîtrait, cependant, que cette méthode, quoiqu'elle ne soit nullement impraticable , a été considérée comme d'une exécution trop difficile pour l'usage ordinaire ; et il n'est pas venu à ma connaissance qu'on en ait jamais fait l'essai en Angleterre, ou même en France, depuis que FOURCROY l'a publiée.

Traitement des Calculs muraux et d'oxide cystique. — La formation d'oxalate de chaux, d'oxide cystique , ainsi que celle des deux nouveaux Calculs que j'ai décrits, présente des variétés de maladie, d'après lesquelles il n'est pas facile de déterminer le traitement qui doit convenir. Et, en effet, le Calcul mural n'est attaquable par aucune quantité quelconque d'acide qui peut être introduite dans le système ; tandis que le Calcul d'oxide cystique et le Calcul xantique sont solubles, l'un et l'autre, et dans les acides et dans les alcalis ; et aucun des réactifs chimiques agit à peine sur la concrétion fibrineuse. Il se présente, relativement à ces quatre espèces de Calculs , une autre difficulté , c'est qu'aucunes traces ne pouvant s'en découvrir dans l'urine, il n'est pas aisé de se décider sur quelle sorte d'altération dans cette secrétion il est préférable de diriger le traitement, dans la vue d'en corriger la diathèse calculeuse.

Quant à l'oxalate de chaux , l'acide du sucre

ayant été reconnu exister en abondance dans une espèce d'oxalis, ainsi que l'observe le docteur WOLLASTON (*Trans. philos.*, 1797, p. 14), il est probable qu'il peut être aussi contenu dans d'autres végétaux ou fruits ; et, par conséquent, on peut apporter des modifications à la formation de la concrétion dont il s'agit, en s'abstenant de faire usage de ceux des alimens végétaux qu'on soupçonne de fournir cet acide. L'emploi des alcalis peut être avantageux pour diminuer l'irritation ; il est possible aussi qu'ils produisent de bons effets, en se combinant avec l'acide oxalique dans les premières voies, et en s'opposant ainsi à l'exercice d'affinités qui en déterminent l'union avec la chaux : il est probable cependant, qu'on obtient encore plus de succès de l'usage des acides minéraux, qui sont capables de dissoudre l'oxalate de chaux dans son état naissant, et qui, par conséquent, s'ils n'en empêchent pas la formation, peuvent au-moins servir à faciliter son passage, et en dernier résultat, son expulsion du système à l'état de dissolution.

Quant aux autres espèces de Calculs, et spécialement l'oxide cystique et le Calcul xantique, puisqu'ils sont solubles dans les acides et dans les alcalis, l'emploi de l'une ou de l'autre de ces classes de réactifs doit être déterminé par des circonstances qui s'y rapportent, et par des expériences à faire. Mais dans le cas d'un Calcul fibrineux, c'est un système doux et complètement délayant, qu'il convient d'adopter, et parce qu'il favorise la dissolution, et qu'il diminue l'acrimonie de l'urine ; et l'emploi constant de moyens propres à calmer, par des remèdes tels que l'opium, la ciguë ou autres narcotiques, cette irritation dans les voies urinaires, qui est la cause probable de la formation de ce Calcul, est, dans la pratique, le seul objet dont on puisse raisonnablement espérer quelqu'avantage, jusqu'à ce qu'il ait été fait des recherches ultérieures sur ce sujet.

Effet de purgations dans les maladies calculeuses. — Il y a, dans l'histoire des maladies calculeuses, une circonstance qui, quoique n'ayant pas été expliquée d'une manière satisfaisante, mérite qu'il en soit fait mention ; je veux parler de l'effet qu'a souvent un purgatif violent, nonseulement de provoquer l'évacuation de la matière calculeuse ou gravelle, lorsqu'elle est assez petite pour passer par les voies urinaires, mais aussi d'arrêter momentanément sa formation. Cet effet est le plus frappant dans le cas de goutte où la diathèse urique est si disposée à prévaloir, et dans lequel cas les symptômes sont souvent disposés à disparaître entièrement par l'effet d'un cathartique violent. Le docteur Prout m'informe qu'il a vu plusieurs fois, dans les enfans surtout, tout dépôt calculeux cesser de se manifester dans l'urine, par l'administration de remèdes purgatifs *.

Effet de la térébenthine et de l'opium. — Un autre remède auxiliaire, dans le traitement du Calcul, qui m'a été indiqué par le docteur Henry, de Manchester, et peut-être très-avantageux, est l'usage de la térébenthine combinée avec l'opium. J'ai appris du docteur Henry, qu'il a vu plusieurs cas, dans lesquels un remède empyrique, composé en apparence de ces ingrédiens, avait produit une évacuation abondante d'acide urique ; et, d'après le pouvoir stimulant bien connu de l'huile de térébenthine sur les organes urinaires, il est probable qu'il produirait des effets analogues sur les autres espèces de maladies.

Considérations sur le régime dans les affections

---

* Depuis la publication de la première édition de cet Essai, le docteur a fait part lui-même au public, dans un Mémoire chimique et physiologique très-intéressant sur les principes immédiats, et les états morbides de l'urine, de ses idées relativement à l'efficacité de remèdes internes dans les effections calculeuses. (*Medico chir. Trans.*, vol. III, p. 542.)

calculeuses. — J'ai déjà eu occasion de faire re-marquer combien il est important de donner une attention convenable au régime, dans la vue de réprimer la tendance à la formation de Calculs urinaires. C'est un point incontestablement es-sentiel dans le traitement, quoique les circons-tances du régime seul ne puissent pas suffire pour rendre raison de cette formation. L'état acescent des organes digestifs étant la cause pres-que constante et principale de la diathèse calcu-leuse, aussi bien que de la disposition à la goutte, il est évident qu'on doit s'abstenir de tout excès dans le régime, et éviter avec soin l'usage de tout aliment ou boisson que l'on sait devoir pro-duire, ou augmenter l'acidité dans l'estomac. Cependant cette disposition à l'acescence n'appar-tient pas exclusivement au Calcul urique, et ne paraît pas non plus être essentiellement liée à la maladie goutteuse; car je l'ai plusieurs fois ob-servée dans des personnes sujettes au Calcul, consistant dans les phosphates terreux; et dans quelques cas, j'ai vu ce symptôme manquer totalement, même chez des malades affectés du Calcul urique, ou chez des goutteux. Je suis donc porté à considérer cette grande tendance à l'acidité, dans les souffrances calculeuses, plu-tôt comme une affection dyspeptique, provenant d'irritation dans les organes urinaires, avec lesquels on sait que l'estomac a une si grande sympathie, que comme la cause originale de maladies calculeuses.

Il peut être bon de remarquer ici, en parlant du régime, que quelque avantage que peut présenter la nourriture animale, comme contrariant la production d'acide, on ne trouverait probablement pas prudent d'astreindre les malades calculeux à un régime entièrement animal, dans la vue d'obtenir cet effet; car il paraît, d'après quelques expériences directes sur certaines espèces d'animaux (WOLLASTON , *Trans. philos.* , 1810, p. 229), que, lorsqu'ils avaient été exclusivement nourris d'aliment animal, ils étaient sujets à une plus grande secrétion d'acide urique. On peut donc en inférer naturellement, que l'état de santé des fonctions digestives est ce que nous devons principalement considérer, et qu'il pourrait devenir préjudiciable aux malades affectés de cette espèce de Calcul, de les empêcher de prendre, en proportion convenable, une nourriture végétale.

Au total, il paraît extrêmement probable, en passant en revue les phénomènes nombreux des affections calculeuses, et particulièrement en considérant le bien qu'on a fréquemment éprouvé dans ces maladies, de l'usage de cathartiques, comme aussi de divers toniques, que ces affections prennent le plus souvent leur source dans un dérangement d'état des organes digestifs ; et que de tels remèdes, si leur emploi comme agens chimiques peut n'avoir pas son effet, peuvent encore souvent devenir avantageux par leurs propriétés toniques et stimulantes.

Influence des Fonctions cutanées. Les fonctions de la peau ont vraisemblablement une beaucoup plus grande connexion avec la formation de Calculs, qu'on ne l'avoit communément imaginé jusqu'à présent. J'ai déjà fait mention de la circonstance que les affections calculeuses sont extrêmement rares dans les climats chauds ; et même, dans nos latitudes, il a été reconnu que, pendant que le corps reste exposé à une sueur abondante, la proportion d'acide urique dans l'urine évacuée, est considérablement diminuée. On s'est assuré aussi que la première urine qu'on rend le matin, quoiqu'étant à un haut degré de coction, contient moins d'acide que celle qui est secrétée pendant le jour*.

---

* *Wilson's inquiry into the cause of urinary gravel*, 1792; *and Henry's dissert. de acido urico*, 1807. La recherche du docteur Wilson (aujourd'hui docteur Philip. Wilson), contient plusieurs expériences intéressantes sur les secrétions urinaires, eu

Des Injections dans la vessie. J'ai différé jusqu'à présent de parler de la méthode la plus
directe, et que, dans un temps, on considéra
comme devant faire espérer le plus de succès ;
celle de l'application de dissolvans chimiques
pour opérer le déplacement de Calculs de la
vessie. Cette méthode consiste dans de fréquentes
et périodiques injections par l'urètre, de solutions
alcalines ou acides, dans la vue de dissoudre par
degrés la pierre contenue dans la vessie, ou au-
moins, d'en réduire le volume, et de la diviser
en fragmens assez petits pour qu'elle puisse être
évacuée à travers le passage naturel.

Fourcroy rapporte, dans son Systême des
connaissances chimiques, quelques expériences
de ce genre, qui sont encourageantes, et il a été
fait aussi, en Angleterre, un petit nombre d'essais semblables * ; mais soit à raison de l'extrême

---

égard surtout à la quantité d'acide urique, à la manière dont ces
secrétions sont affectées par différens états du corps et des organes
digestifs. Le docteur PHILIP est, je crois, le premier écrivain qui
ait distinctement établi le rapport qui existe entre la présence
d'acidité dans les premières voies, et le dépôt d'acide urique qui
se forme dans l'urine. Il est aussi le premier qui a fait connaître
l'efficacité des sudorifiques, pour réprimer ou diminuer la secrétion urique. (*WILSON's inquiry*, p. 49, etc.)

 * M. WILLIAM BUTTER, chirurgien à Édimbourg, publia, dès
l'année 1754, un Traité sur la pierre, dans lequel il recommande
l'injection de l'eau de chaux dans la vessie, en rapportant quelques
cas où l'emploi de ce moyen a été effectivement avantageux.

patience, et de la persévérance que ces injections exigent, ou de la difficulté et de l'inconvénient qui accompagnent l'introduction dans la vessie, d'une substance étrangère toujours plus ou moins irritante, ces tentatives n'ont conduit à aucuns résultats décisifs; et depuis quelques années, elles ont été presqu'entièrement abandonnées. Cependant, comme je ne peux voir qu'avec peine qu'il n'ait pas encore été fait assez de recherches sur ce sujet, pour justifier d'avoir totalement renoncé à cette méthode, je présenterai quelques observations, qui peuvent être utiles à ceux qui s'occuperaient par la suite de nouveaux essais de ce genre.

Lorsqu'on s'est procuré des notions suffisantes sur la nature du Calcul, soit au moyen de l'évacuation de quelque gravier, ou d'après des indications fournies par une solution faible, alcaline ou acide, introduite dans la vessie, et examinée après en être sortie, on peut alors introduire le dissolvant approprié convenablement étendu. Cette introduction, cependant, a besoin d'être très-fréquemment renouvelée avant qu'aucune action matérielle ait pu s'exercer sur le Calcul, lorsque sur-tout, pour que la vessie soit rendue capable de supporter ces injections, il faut qu'elles soient très-étendues. Les alcalis causent, en général, moins d'irritation que les acides; mais on peut faire emploi ou d'alcalis ou d'acides, et ils peuvent être gardés sans beaucoup de difficulté, pendant quelque temps, dans la vessie, lorsqu'ils sont tellement étendus, qu'ils pourraient être pris intérieurement sans aucun inconvénient, état dans lequel ils peuvent encore agir sur les concrétions. Dans un cas aggravé de Calcul fusible, où la vessie était dans un très-grand état de maladie (ainsi qu'on le reconnut ensuite à la dissection), je prescrivis des injections, qui ne consistaient d'abord qu'en deux gouttes d'acide sur quatre onces (120 grammes) d'eau ; et cette proportion de l'acide fut augmentée par degrés, jusqu'à celle de vingt-trois gouttes, sans produire aucun inconvénient, quoique la dissolution eût été souvent retenue dans la vessie jusque pendant une heure. On faisait dissoudre, dans cette même injection, un demi-dragme (près de 2 grammes) d'opium pur, et quelquefois la solution anodine fut injectée seule avec avantage.

Dans des essais de ce genre, et pour éviter que les malades ne se rebutent par la longue persévérance qu'ils exigent, il conviendrait de leur apprendre à s'injecter eux-mêmes ; et il a été aussi recommandé de garder habituellement dans l'urètre le cathéter ou appareil nécessaire à cette opération, afin, probablement, de rendre ainsi moins fréquente l'irritation à laquelle on sait que l'introduction de l'instrument donne lieu.

Une autre précaution, qu'il est nécessaire de prendre, c'est que le malade vide sa vessie, autant que possible, immédiatement avant l'injection, pour obvier à toute irritation provenant de distension, et pour relâcher le sphincter de la vessie. Cette précaution a aussi pour objet d'empêcher que l'alcali (si l'injection est alcaline) ne s'unisse avec l'acide phosphorique de l'urine, ce qui neutraliserait ses effets ; ou qu'il ne sépare et ne précipite de l'urine un mucus visqueux épais, qui y est tenu en dissolution par l'acide phosphorique.

Telles sont les observations les plus importantes qui s'offrent à moi relativement au traitement médical des Calculs urinaires. J'avais d'abord l'intention de présenter le détail de quelques cas que j'avais eu l'occasion d'observer moi-même ; cas dans lesquels ces vues, sur les moyens curatifs des affections calculeuses, semblaient devoir conduire à des résultats favorables. Mais comme cette addition rendrait cet Essai beaucoup plus étendu, et s'adapterait à peine au plan actuel de l'ouvrage, je me suis borné à y citer, au besoin, les résultats, en faisant brièvement mention de quelques-uns des cas. Peut-être, cependant, trouverai-je par la suite quelqu'occasion de traiter plus complètement, et muni d'une plus grande masse de faits, la partie pratique du sujet.

Note sur une Opération de Lithotomie.

L'impression de cet Ouvrage venait d'être terminée, lorsque je reçus de M. Martineau, l'un des chirurgiens de l'hôpital de Norwich, une lettre dont je crois devoir insérer ici l'extrait. Cette lettre présente, sur un point important de lithotomie, des résultats et observations qui, comme étant fournis par un opérateur aussi distingué, et ayant autant d'expérience, méritent qu'il en soit fait particulièrement mention.

M. Martineau, en confirmant les résultats généraux que j'ai présentés dans cet Essai, relativement à la proportion des morts de l'opération de lithotomie dans l'hôpital de Norwich, expose que, dans le premier temps de sa pratique, il avait généralement fait usage du gorgeret tranchant; et qu'à cette époque, il n'obtenait pas de succès dans ses opérations. Il se détermina alors à renoncer à l'emploi de cet instrument, ayant la confiance qu'il y pourrait être suppléé, en pratiquant, avec le couteau, une large ouverture dans la vessie; moyen qui produisait moins de douleur, et rendait l'opération plus facile, et pour lui, et pour le malade. Le résultat de ce changement de méthode fut des plus favorables; car, de soixante-quatorze malades auxquels M. MARTINEAU a fait la taille de la pierre dans les quinze dernières années, il n'en est mort que deux; et, dans cent vingt-un cas (nombre total des opérations de lithotomie par lui effectuées jusqu'à la fin de 1818, en y comprenant celles de son hôpital et de sa pratique privée), il n'a perdu que treize malades; ce qui est dans le rapport de 1 à 9¾, proportion beaucoup moindre que celle du terme moyen ordinaire.

M. MARTINEAU termine donc par recommander qu'on en revienne à la méthode de CHESSELDEN, en faisant usage du gorgeret émoussé, instrument dont l'emploi rend l'opération de lithotomie comparativement moins dangereuse.

POST SCRIPTUM.

DANS son Traité de *l'Emploi du Chalumeau,*

dans les analyses chimiques et les déterminations minéralogiques, publié en 1821, M. BERZELIUS recommande cet instrument comme pouvant offrir des moyens aussi prompts qu'infaillibles de reconnaître la nature des concrétions pierreuses qui se forment dans les voies urinaires, et mettre ainsi les médecins et personnes de l'art à même de faire, sans le secours du chimiste, toutes les analyses qui ont pour objet la connaissance des parties constituantes de ce genre de substances. M. BERZELIUS, en proposant l'usage du chalumeau pour cet objet important de recherches, par les procédés qu'il indique, fait connaître les phénomènes qui se développent dans le traitement des Calculs urinaires au moyen de cet instrument.

Nous avons pensé qu'il convenait de placer ici, à la suite de cet ouvrage sur les Calculs, le résumé, tel qu'il est présenté dans le *Journal de Pharmacie*, n.° IX, 8.ᵉ année, page 420, de ce qui a été exposé par M. BERZELIUS sur ce sujet :

1.° On reconnaîtra les *Calculs urinaires formés d'acide urique*, en ce que, chauffés à part sur le charbon ou la feuille de platine, ils se charbonnent, fument avec une odeur animale. A la flamme, ils perdent leur masse. Vers la fin du grillage, on les voit brûler avec accroissement de lumière; le résidu est une petite quantité de cendres blanches très-alcalines.

Pour distinguer ces Calculs d'autres substances qui se comportent de même, il faut essayer une partie de Calcul par la voie humide. Ainsi, un dixième de grain de ce Calcul étant mis sur une feuille mince de verre ou de platine, avec une goutte d'acide nitrique, on chauffe à la flamme de la lampe; l'acide urique se dissout avec effervescence. La matière desséchée avec précaution pour qu'elle ne brûle pas, on obtient une belle couleur rouge. Si le Calcul ne contient que peu d'acide urique, la matière noircit quelquefois par ce procédé; alors, on prend une nouvelle partie du Calcul; et, après l'avoir dissous dans l'acide nitrique, on la retire du feu; la dissolution étant à-peu-près sèche, on la laisse refroidir jusqu'à dessiccation. Alors, on l'expose, adhérente à son support, à la vapeur d'ammoniaque caustique chauffée. Cette vapeur ammoniacale y développe une belle couleur rouge; on peut aussi mouiller la matière desséchée avec un peu d'ammoniaque faible.

Si les Calculs sont un mélange d'acide urique et de phosphate terreux, ils se charbonnent, et se consument comme les premiers; mais leur résidu, plus volumineux, n'est ni alcalin, ni soluble à l'eau. Ils présentent, avec l'acide nitrique et l'ammoniaque aussi, la belle couleur rouge de l'acide urique. Leurs cendres contiennent des phosphates de chaux, ou de chaux et de magnésie.

2.° Les *Calculs d'urate de soude* ne se rencontrent guère que dans les concrétions des goutteux autour des articulations. Chauffés seuls sur le charbon, ils noircissent, en donnant une odeur animale empyreumatique; difficilement réductibles en cendres, celles-ci sont fortement alcalines, et peuvent vitrifier de la silice; quand il y a des sels terreux (*phosphates*) dans ces Calculs, ils donnent un verre blanchâtre ou gris opaque.

3.° Les *Calculs d'urate d'ammoniaque* se comportent, au chalumeau, comme ceux d'acide urique. Une goutte de potasse caustique leur fait exhaler, à une douce chaleur, beaucoup d'ammoniaque. Il faut distinguer l'odeur légère ammoniaco-lixivielle que la potasse développe dans la plupart des matières animales. On trouve aussi, dans ces Calculs, de l'urate de soude.

4.° *Calculs de phosphate de chaux.* Ils noircis-

sent en exalant l'odeur empyreumatique animale, sans se fondre seuls au feu de charbon ;
mais ils blanchissent comme le fait le phosphate
calcaire.

Avec la soude, ces Calculs se gonflent sans
se vitrifier. Dissous dans de l'acide borique et
fondus avec un peu de fer, on obtient un
culot de phosphure de fer.

5.° Les *Calculs de phosphate ammoniaco-magnésien*, chauffés seuls sur la plaque de platine,
exhalent l'odeur empyreumatique animale, en
se noircissant, se gonflant, puis devenant d'un
blanc gris. On obtient une sorte d'émail blanc
grisâtre. Le borax fait fondre ces Calculs en
un verre transparent, ou qui tourne au blanc
laiteux, en se refroidissant. La soude les fait
fondre en une scorie blanche boursoufflée ; une
plus grande quantité de soude les rend infusibles.
Ils donnent, avec le fer et l'acide borique,
du phosphure de fer ; et, avec le nitrate de
cobalt, un verre d'un rouge foncé ou brun. S'il
y a des sels de chaux dans ces Calculs, le
mélange en est moins fusible.

6.° Les *Calculs d'oxalate de chaux* exhalent
d'abord l'odeur urineuse ; ils deviennent, au feu,
d'une couleur mate, et leur couleur s'éclaircit.

Après avoir été modérément rougis, le résidu fait effervescence avec l'acide nitrique Un coup de feu étant donné, il reste, sur le charbon, de la chaux, qui réagit comme un alcali sur les couleurs du tournesol et s'éteint avec l'eau; mais cet effet n'a pas lieu, quand le résidu contient du phosphate calcaire.

7.° Les *Calculs siliceux*, chauffés à part, laissent une cendre sous-coriacée ou infusible. Traitée avec un peu de soude, cette cendre se dissout, avec effervescence, lentement, et laisse une bulle de verre gris ou peu transparent;

8.° Enfin, les *Calculs d'oxide cystique* donnent à-peu-près, au chalumeau, les mêmes résultats que les Calculs d'acide urique. Ils prennent aisément l'inflammation, d'une couleur verte bleuâtre, sans se fondre, mais en répandant une odeur acide vive très-particulière, et qui a quelque rapport avec celle du cyanogène. Leur cendre non alcaline se résout, par un coup de feu, en une masse d'un blanc grisâtre. Ces Calculs, traités avec l'acide nitrique, ne produisent pas, comme ceux d'acide urique, une couleur rouge.

(Traducteur.)

FIN.

PLANCHE I.

PLANCHE I.

(Se rapportant aux Pages 2, 5, 12, 49.)

Cette planche représente , d'après la préparation
de l'hôpital de Guy, un rein malade, dans lequel on
voit que le bassinet P est de beaucoup agrandi et
distendu par un certain nombre de Calculs très-rapprochés entr'eux. Cette planche présente aussi d'autres
Calculs A , B , C , dans les entonnoirs agrandis, qu'on
a laissés ouverts pour en montrer l'intérieur et faire
voir comment ces cavités peuvent être par degrés
dilatées par l'accroissement progressif des pierres, la
substance du rein étant proportionnellement absorbée.

Je traitais , à l'hôpital de Guy, le malade sur lequel
ce rein fut pris. Il mourut avec symptômes d'hydro-
thorax (*hydropisie de poitrine*) , et jamais je ne l'en-
tendis se plaindre d'aucune affection quelconque dans
le rein ou autres voies urinaires.

Pl. I.

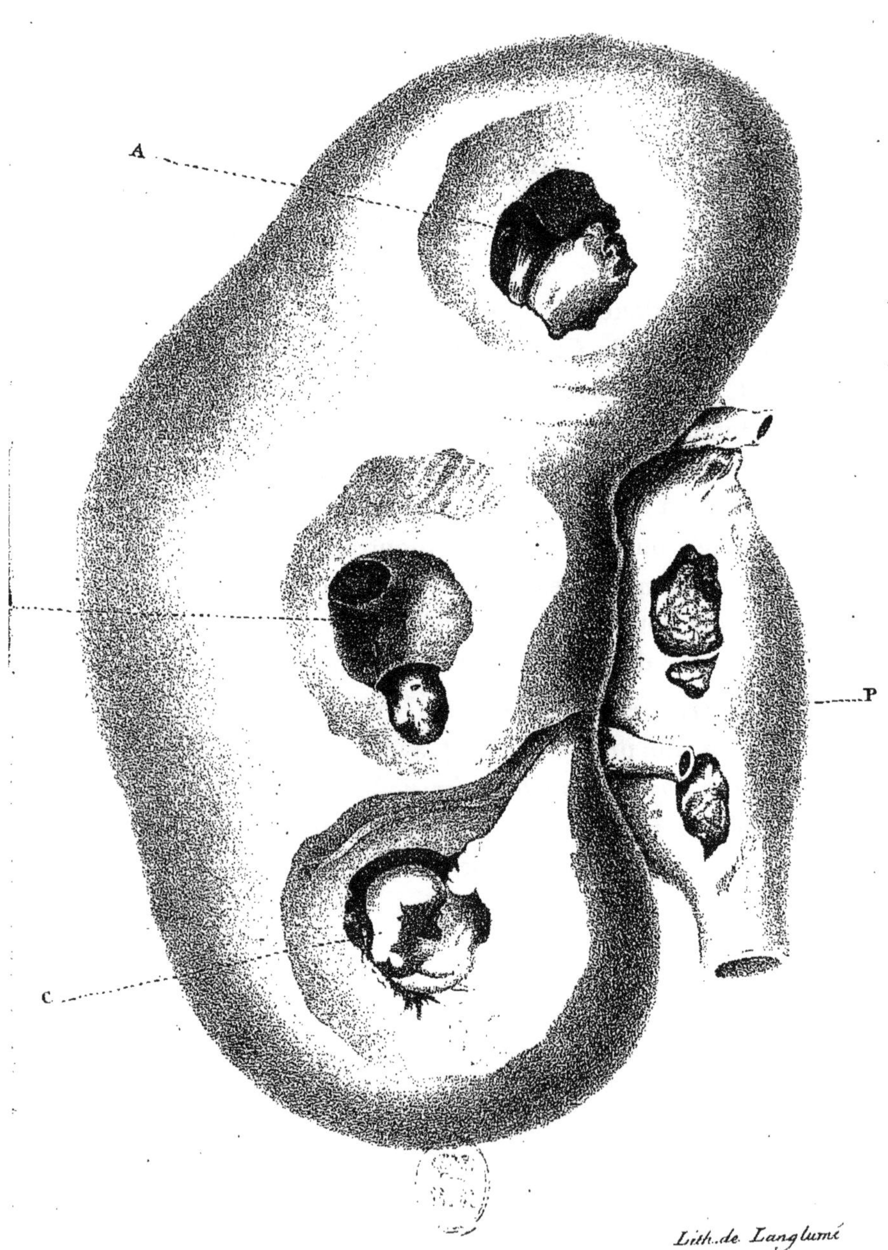

A
P
C
Lith. de Langlumé

PLANCHE II.

PLANCHE III.

PLANCHE III.

(Se rapportant aux Pages 6, 17.)

Cette planche représente la vessie d'une personne
adulte du sexe féminin, avec un Calcul qu'elle contient.
Cette préparation, qui appartient à M. ASTLEY-COOPER,
fait voir la contraction de la vessie autour du Calcul,
remplissant presque entièrement sa capacité, ainsi que
l'épaississement de ses membranes, et l'agrandisse-
ment des urétères. On y peut remarquer aussi l'épaississement et l'état spongieux de la membrane muqueuse
de la vessie.

Cette préparation se trouve, ainsi que celles dont
les planches IV et IX offrent les dessins, dans le
Muséum de l'hôpital Saint-Thomas.

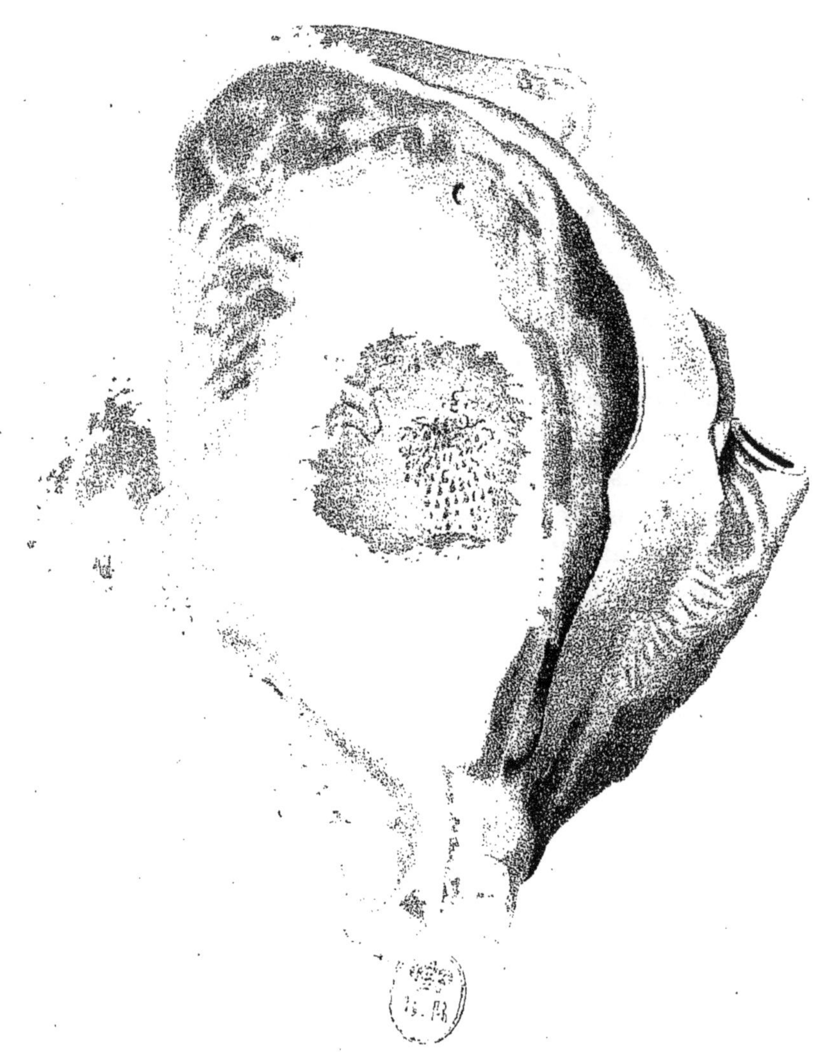

Lith. de Langlumé

PLANCHE IV.

PLANCHE IV.

(Se rapportant aux Pages 6, 17, 51.)

Cette planche, dont le dessin a été pris d'après une autre préparation de M. ASTLEY-COOPER, représente bien une variété singulière de maladie calculeuse. Dans ce cas, on voit plusieurs Calculs, C, D, E, enveloppés et fixés dans des kistes distincts ou replis formés dans la substance de la vessie; et ces Calculs, se pressant contre d'autres logés dans des kistes contigus, acquièrent ainsi ces faces régulières et angles qui se font souvent observer dans des concrétions semblables. On voit d'autres kistes vides, A, B, etc., d'où il paraît que ces Calculs ont été déplacés.

Cette circonstance particulière, dans la formation de Calculs, explique comment la disparition des symptômes de la pierre peut avoir eu parfois lieu, et la difficulté qui s'est présentée pour la découvrir au moyen de la sonde, dans les cas où cette pierre a été trouvée dans la vessie après la mort.

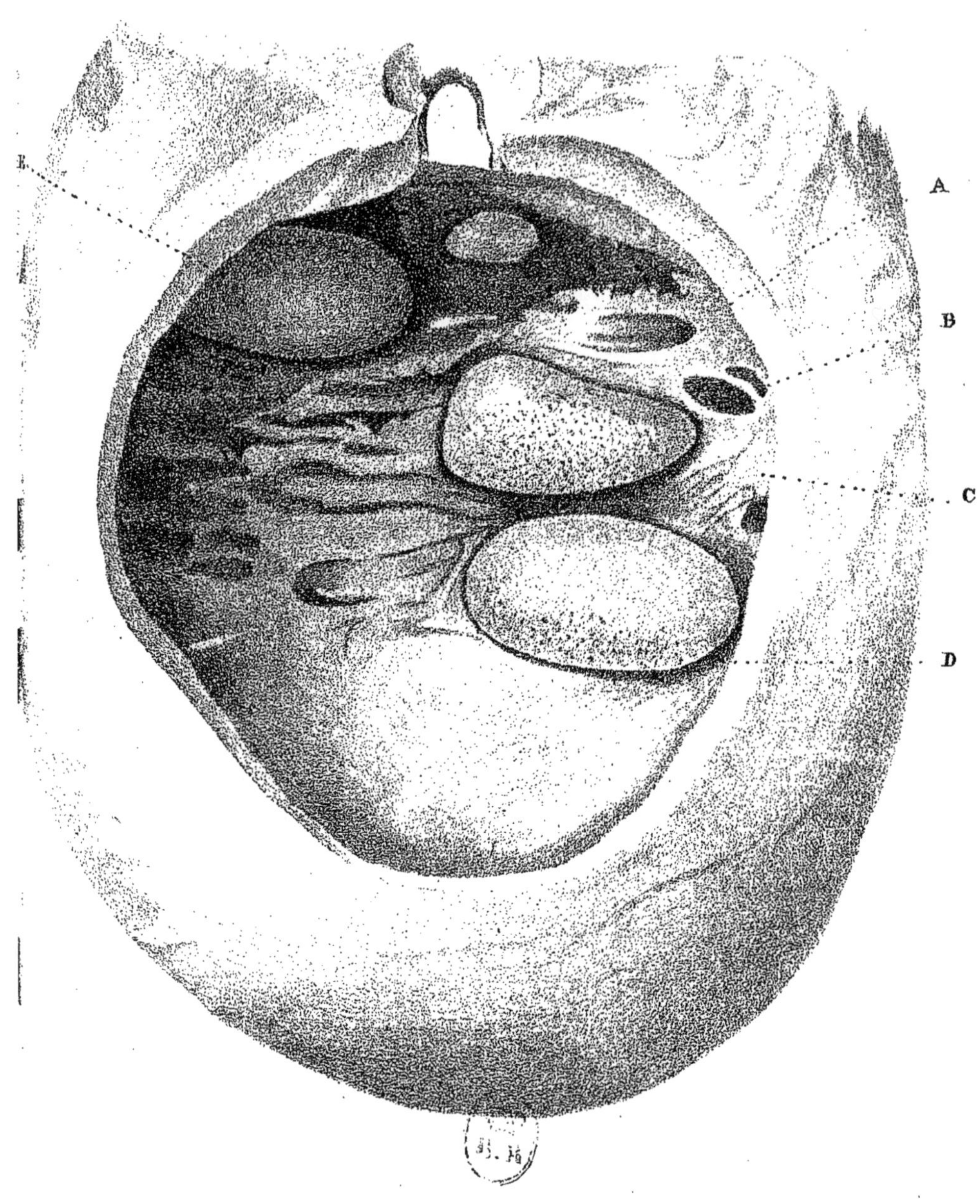

E
A
B
C
D

PLANCHE V.

PLANCHE V.

*(Se rapportant aux **Pages** 18, 21.)*

FIG. 1. Dans cette planche, la figure 1 représente
un Calcul, C, dans l'urètre U S, retenu
dans son passage par un étranglement en S.
le grand épaississement de l'urètre et la
dilatation de son canal derrière l'étranglement sont rendus très-sensibles dans cette
préparation, qui se trouve dans la collection
de M. ABERNETHY, à l'hôpital Saint-Barthélemy.

2. La figure 2 n'a aucun rapport avec la figure 1.
Elle représente la lime dont le colonel Martin
fit usage, en suivant ce qui a été cité à ce
sujet, page 20. Le côté S à l'extrémité de
l'instrument est lisse; mais le côté R, par le
frottement duquel la pierre était peu-à-peu
réduite à l'état de poudre, est rude comme
une lime assez aiguë ou acérée quoique fine.

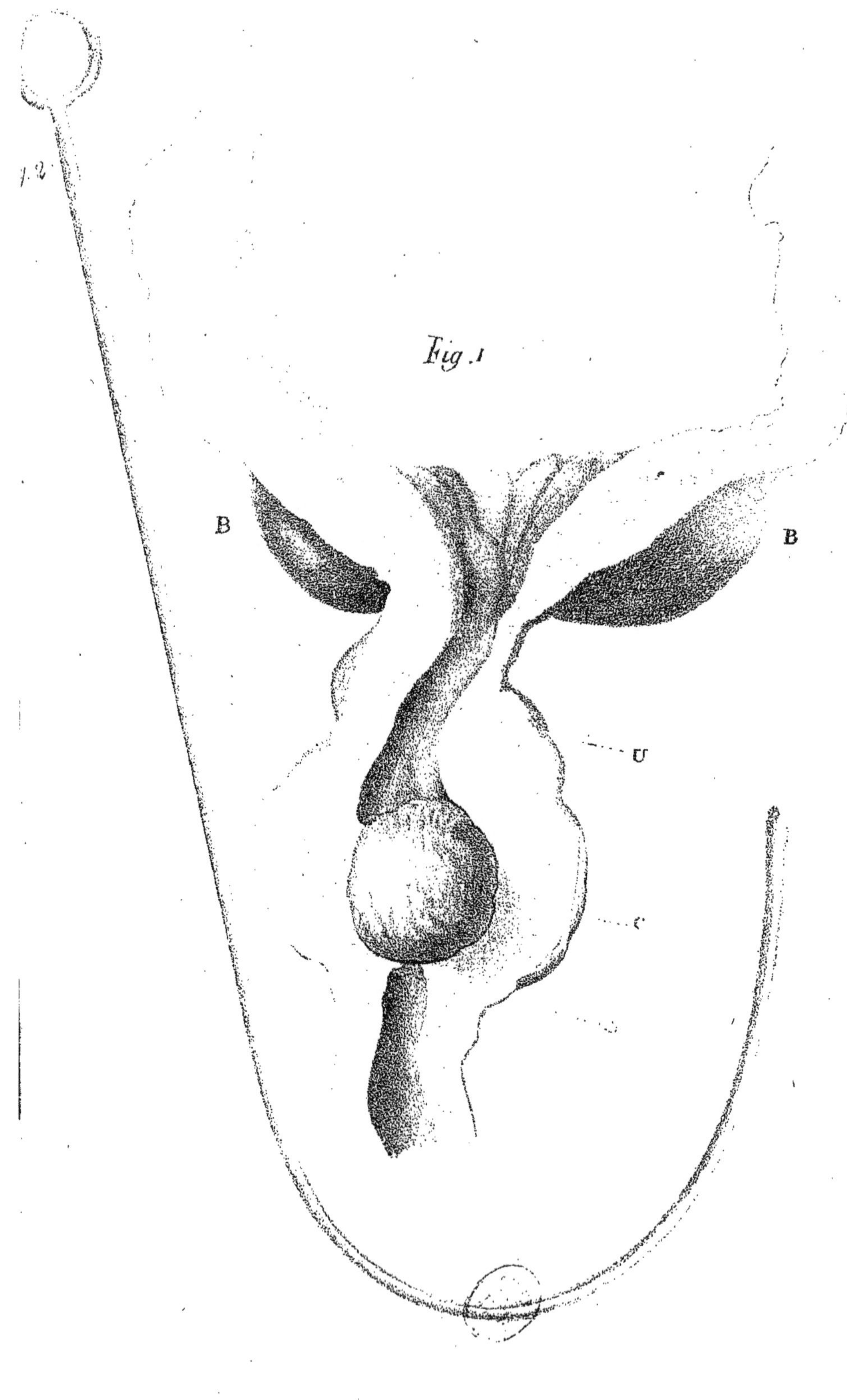

Fig. 1
B
B
U

PLANCHE VI.

PLANCHE VI.

(Se rapportant aux Pages 50, 53, 55, 62, 67, 89.)

Cette planche représente des variétés de Calculs d'acide urique.

Fig. 1. Cette figure fait connaître la surface de forme ovale , et quelquefois légèrement tuberculeuse , quoique lisse , du Calcul. Il en a été coupé une petite portion pour faire voir sa structure lamelleuse.

2. Elle représente un fragment d'un très-gros Calcul d'acide urique , avec un noyau distinct plus foncé et plus compacte que le reste. On voit , un peu au-dessus du noyau , une veine foncée qui est une couche mince d'oxalate de chaux ou Calcul mural. La surface extérieure de ce Calcul , qui fait partie de la collection de l'hôpital de Guy , est d'un lisse et d'un poli remarquables. Cette masse a beaucoup de disposition à se rompre en fragmens dans le sens de ses lames.

3. et 4. Ces figures font voir les couches concentriques intérieures de Calculs d'acide urique. La surface extérieure de l'un de ces Calculs , fig. 3 , est chargée de tubercules comme celle de la fig. 1. Mais la surface de l'autre , fig. 4 , est recouverte d'une enveloppe blanche du Calcul crayeux ou fusible , ainsi qu'on peut le reconnaître à la petite portion de la surface qu'on a voulu rendre visible.

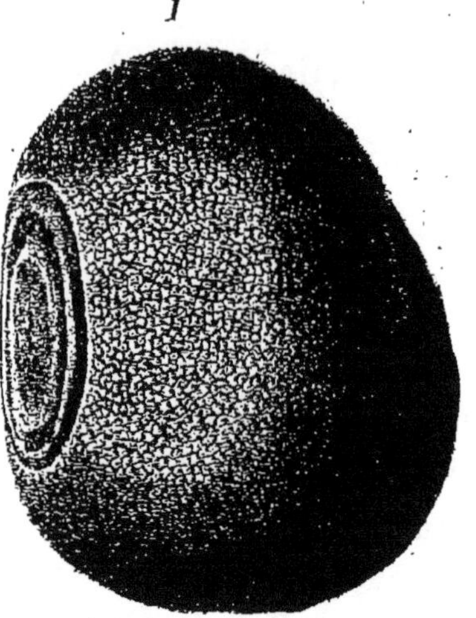

1

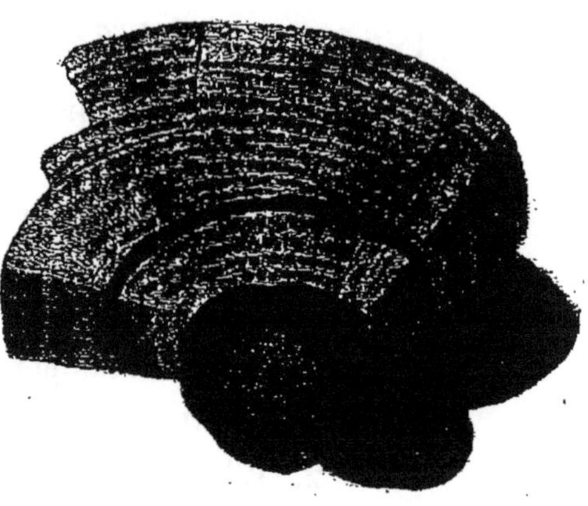

2

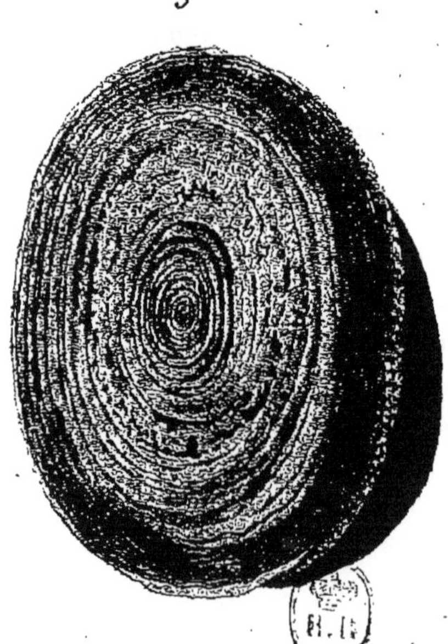

3

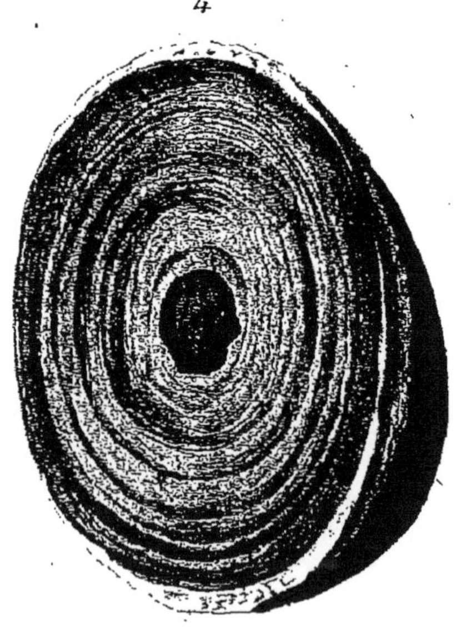

4

PLANCHE VII.

(Se rapportant aux Pages 5o, 5a, 53, 75, 74,
79, 8o, 89.)

Fɪɢ.   1. Calcul fusible, avec le col ou péduncule
qu'on observe souvent dans cette espèce.

2. Le Calcul de la même espèce, rompu, et
présentant sa cassure inégale raboteuse ordinaire.

3. Calcul mural avec un noyau d'acide urique
en n; sa structure tuberculeuse en m, et sa
couverte extérieure en f.

4. L'aspect a l'extérieur d'un Calcul mural bien
caractérisé.

5. Section de la même espèce de Calcul.

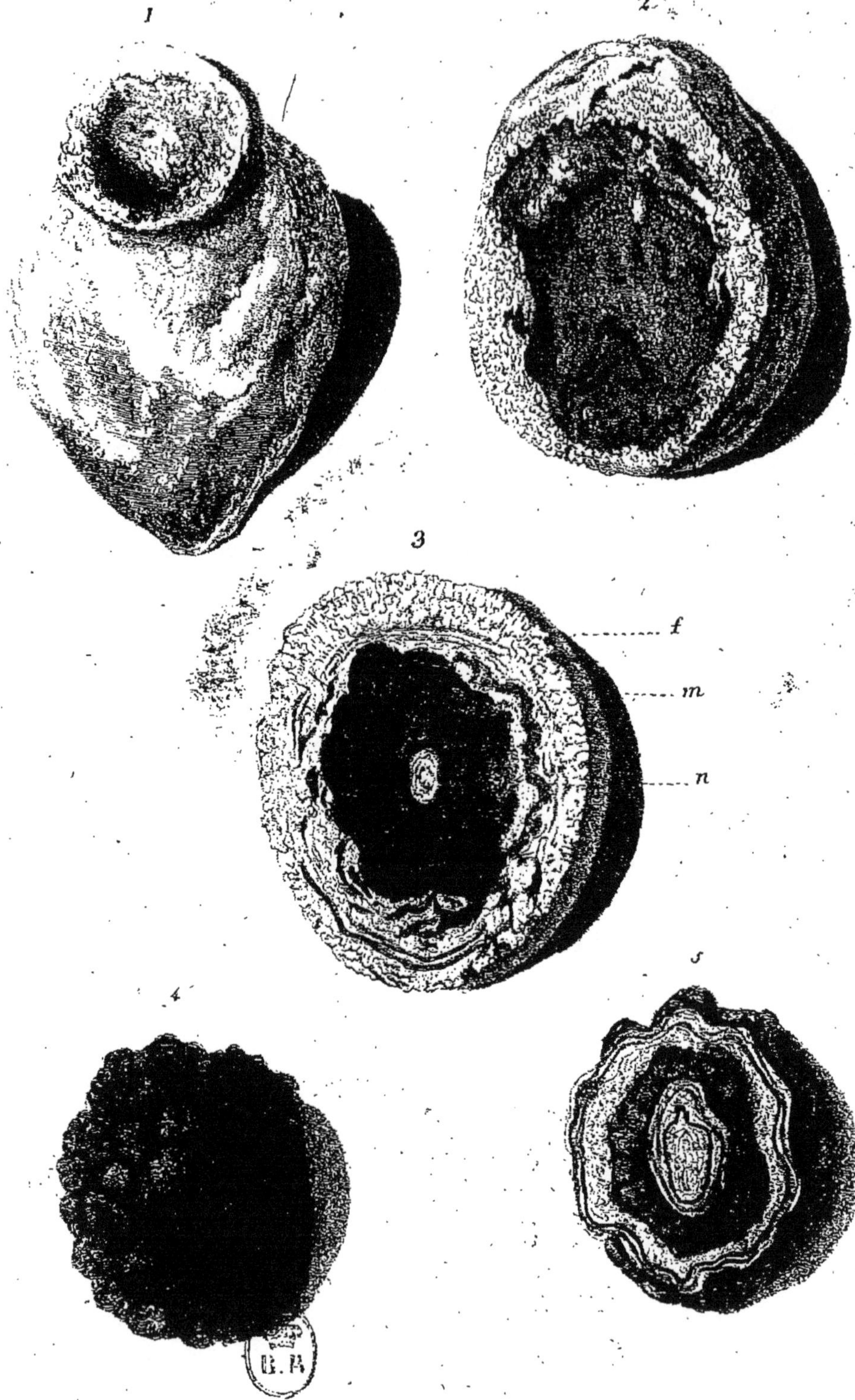

1
2
3
f
m
n
4
5

PLANCHE VIII.

PLANCHE VIII.

(Se rapportant aux Pages 46, 48, 49, 50, 54, 57,
69, 71, 79, 90.)

Fig.　1. Calcul cystique vu à l'extérieur.

2. Section du même Calcul.

3. Calcul systique extrait du rein.

4. Calcul avec trois côtés comprimés, forme
que des Calculs prennent souvent, lorsqu'ils
ont été pressés les uns contre les autres.

5. Calcul triple, ou de phosphate ammoniaco
magnésien, cristallisé.

6. Calcul graine de chenevis ou d'oxalate de
chaux lisse.

7. Fragment bien caractérisé de Calcul terre
d'os pure (phosphate de chaux), dans
lequel sont distinctement exprimées les
fibres radiantes, r, r, de même que les lames
concentriques L.

8. Calcul présentant presque toutes les espèces
en couches concentriques, savoir : Calcul
d'acide urique dans le centre L; Calcul de
phosphate de chaux immédiatement après,
en P; Ensuite Calcul mural en M; enfin,
Calcul fusible en F.

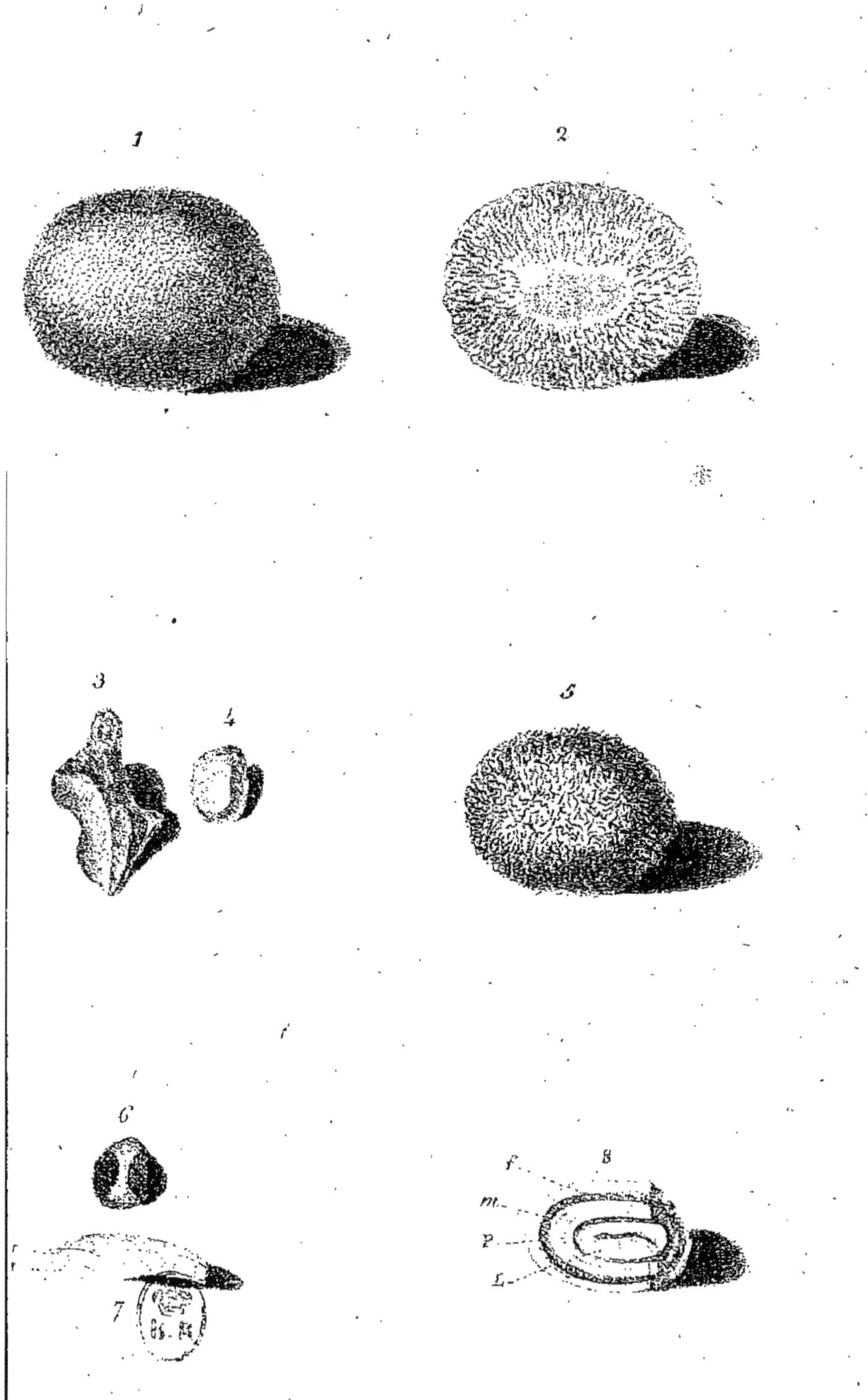
1
2
3
4
5
6
7
f
m
p
l
8

PLANCHE IX.

PLANCHE IX.

(Se rapportant aux Pages 10, 17, 57, 93.)

Fig. 1. Maladie de la vessie et de la prostate (cas de Wild) *. Les tuniques de la vessie ont acquis de l'épaississement; la membrane muqueuse est détruite par ulcération, de manière que les fibres musculaires de la vessie peuvent être vues de l'intérieur. Les projections ulcérées sont bordées d'incrustations calculeuses formant une surface extrêmement rude et inégale. Cette vessie contenait le Calcul représenté planche VII, fig. 2.

La glande prostate OP est agrandie, comme aussi l'urètre, qu'on voit passant entre ses lobes. On remarque dans le lobe droit un kiste qui a éprouvé un certain degré d'inflammation. Il contenait beaucoup de petits Calculs d'un brun rougeâtre de dimensions variées C, D, fig. 2. L'autre lobe, quoiqu'étant aussi agrandi, n'avait pas éprouvé, sous d'autres rapports, de changement dans sa structure, et il n'offrait pas de cavités.

Fig. 2. Elle représente une section de partie d'une autre prostate malade, et fait voir de nombreux Calculs contenus dans les cellules agrandies de la glande. C'est la forme de beaucoup le plus ordinaire de la maladie. Les Calculs C, D, ont été placés dans la planche, dans la vue d'en offrir les dimensions diverses.

(*) Cet homme, qui se trouva à différentes époques faire partie des malades de l'hôpital de Guy, et qui y fut le sujet de quelques essais sur les effets d'injection dans la vessie, était tourmenté d'une complication remarquable d'affections calculeuses. Sa vessie était dans le plus grand état de maladie: il en fut extrait, après sa mort, un gros Calcul fusible. Sa glande prostate contenait au-delà de cent Calculs, et était d'ailleurs très-malade. On reconnut que ses reins avaient eu leur substance glandulaire en partie absorbée, que les entonnoirs et le bassinet avaient pris un grand accroissement de capacité, et que les urétères étaient aussi agrandis et épaissis. Cependant, le malheureux patient vécut long-temps dans cet état avant que la mort mît fin à son existence. La préparation, d'après laquelle la planche a été prise, se conserve dans le Musée de l'hôpital de Guy.

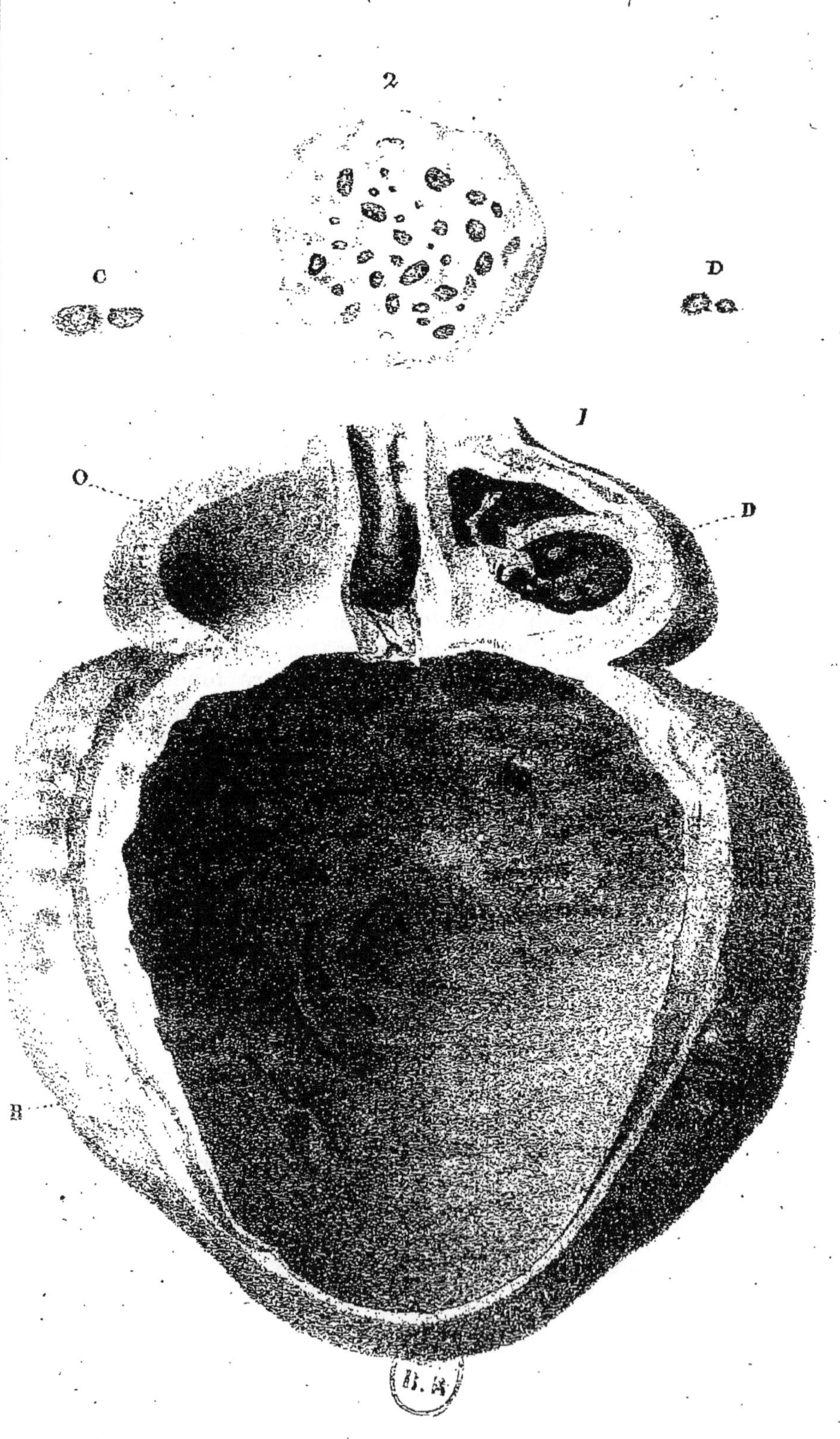
2
C
D
J
O
D
B
B.4

PLANCHE X.

PLANCHE X.

(Se rapportant aux Pages 105, 106, 107, 108.)

Fig. 1. Chalumeau de verre ordinaire.

2 et 3. Petites pinces de platine.

4. Caisse à compartimens, contenant des flacons à réactifs et des tubes.

6. Flacon à réactif avec un tube de verre attaché au bouchon, pour pouvoir prendre une goutte de la dissolution.

7. Faisant voir de quelle manière on peut tenir, au-dessus de la lampe, des verres de montre ou coupes, au moyen d'un support approprié.

8. Support dont on fait usage dans les cas ci-dessus.

9. Support pour placer au-dessus d'une lampe des verres de montre ou coupes.

10. Lampe appropriée pour cet objet.

11. Chalumeau fait en laiton et d'une construction convenable.

12. Pointe de platine remplissant le chalumeau en *d*.

13. Lampe à esprit-de-vin, avec une coupe de verre *c* pour la couvrir lorsqu'on ne s'en sert pas.

14 et 15. Verres de montre et capsules de verre.

16. Flacon avec un tube qui traverse son bouchon de liège, pour se procurer de l'eau goutte à goutte.

17. Morceau de verre de vitre ordinaire, dont l'usage est expliqué dans une note, page 116.

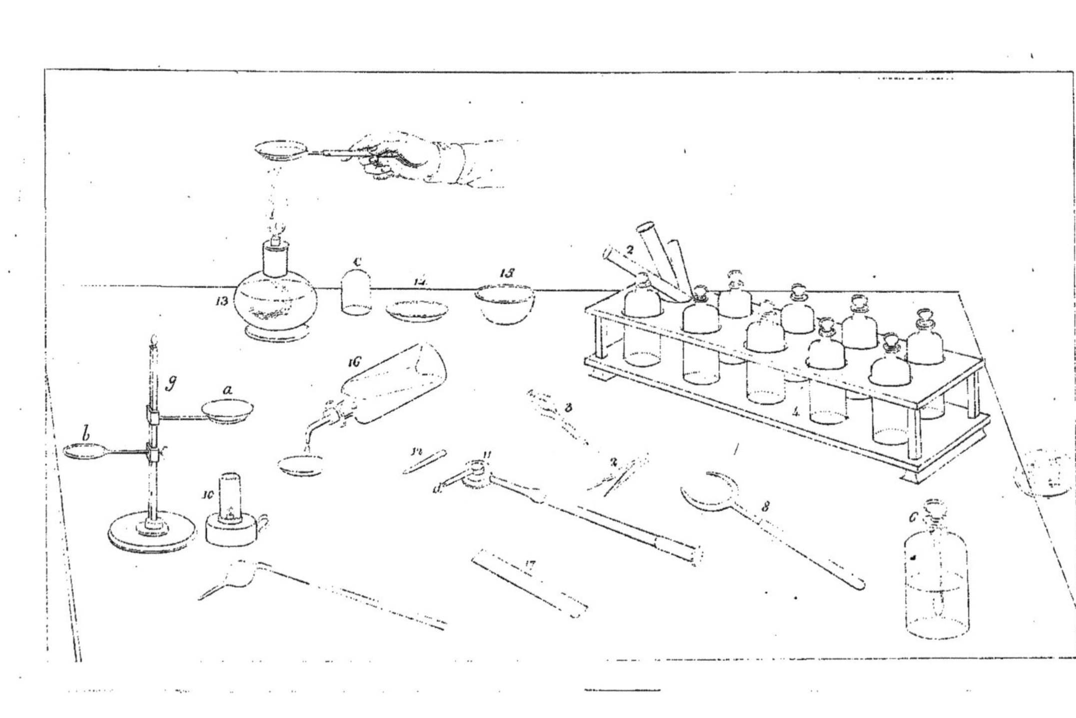